GOLDMANN

Buch

Tiefe erotische Lust und Massage sind untrennbar miteinander verbunden. Wer lernt, den Körper des Partners oder der Partnerin zu erforschen, kann durch Berührung die Erregung steigern und neuen Schwung ins Liebesleben bringen. Das gegenseitige Vertrauen und die Intimität werden gesteigert, und auch den eigenen Körper lernt man besser kennen. Die erotischen Massagen führen zu ungeahnten sinnlichen Höhen und zeigen Wege zu ganz neuen Ebenen der Lust.

Autorin

Nicole Bailey ist als Journalistin und Autorin auf Gesundheit, Psychologie und Beziehungen spezialisiert. Sie hat bereits zahlreiche erfolgreiche Bücher zu Sexualität und Erotik veröffentlicht.

Nicole Bailey

Partnermassage

heiß & erotisch

GOLDMANN

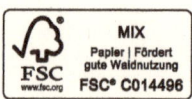

Penguin Random House Verlagsgruppe FSC® N001967

15. Auflage
Vollständige Taschenbuchausgabe Februar 2011
© 2007 der deutschen Erstausgabe Südwest Verlag, München,
in der Penguin Random House Verlagsgruppe GmbH
Neumarkter Straße 28, 81673 München
produktsicherheit@penguinrandomhouse.de
(Vorstehende Angaben sind zugleich Pflichtinformationen nach GPSR.)

© 2007 der englischen Originalausgabe Duncan Baird Publishers
Titel der deutschen Erstausgabe: Massage for Lovers
Originaltitel: Pure Erotic Massage
Das vorliegende Buch ist eine Übersetzung des im Original
bei Duncan Baird Publisher Ltd. erschienenen Buches.
Text Copyright © Nicole Bailey 2007
Photography copyright © Duncan Baird Publishers Ltd. 2007
Umschlaggestaltung: Uno Werbeagentur, München
Umschlagfoto: getty images/April
Übersetzung: berliner buchmacher, Martin Rometsch
Redaktion: berliner buchmacher, Vera Olbricht
Satz: Uhl + Massopust, Aalen
Druck und Bindung: GGP Media GmbH, Pößneck
CH · Herstellung: IH
Printed in Germany
ISBN 978-3-442-17191-0

www.goldmann-verlag.de

Inhalt

Kapitel drei

Kapitel vier

Kapitel fünf

Einführung

Was könnte sinnlicher sein, als den Körper des Partners oder der Partnerin durch Berühren zu erforschen? Wenn wir am Beginn einer Beziehung glücklich verliebt sind, geschieht das ganz von selbst. Wir können einfach nicht voneinander lassen. Und nichts ist wichtiger, als ganze Tage im Bett zu verbringen und herauszufinden, was uns erregt. Aber wenn die Flitterwochen zu Ende sind, hören wir oft auf, einander so zu berühren, dass wir uns wirklich nah sind. Darum ist die erotische Massage so wundervoll: Sie schenkt uns Leidenschaft, Verspieltheit, Nähe, Erotik und Sinnlichkeit.

JEDER KANN MASSIEREN!

Jeder kann durch Massage erotische Lust bereiten. Sie benötigen dafür keine Kurse und keine komplizierten Techniken – Sie brauche nur die sinnliche Kraft zu wecken, die in Ihren Handflächen und Fingerspitzen schlummert. Aber diese Magie ist kein Vorrecht der Hände – Sie können eine fantastische Massage auch mit den Lippen, der Zunge, dem Haar oder sogar den Zehen verabreichen.

Die Massage kann den ganzen Tag dauern oder so schnell und einfach sein wie das Streicheln ihres Gesichts oder seines Halses vor dem Einschlafen.

LIEBEN SIE MIT DEM GANZEN KÖRPER

Dieses Buch will Ihnen helfen, aus hauptsächlich genitalem Sex ein Erlebnis für den ganzen Körper zu machen. Sie werden viele Überraschungen erleben, wenn Sie es im Bett langsamer angehen lassen und den Körper des Geliebten durch Berührungen erforschen. Vielleicht finden Sie neue erogene Zonen und erreichen neue Gipfel der Lust; vielleicht nehmen Vertrauen und Intimität zwischen Ihnen beiden zu; oder Sie stellen einfach fest, dass Sex spielerischer, lustvoller und kreativer wird, wenn Sie sich Zeit nehmen. Massage hat ebenfalls viele Vorteile: Sie hilft Ihnen, »in Kontakt zu bleiben«, wenn Sie keine Lust auf Sex haben (sie ist großartig während der Schwangerschaft und in den ersten Monaten der Elternschaft, wenn Sie für das Liebesspiel zu müde sind); sie bringt Partner einander wieder näher, wenn sie körperlich oder emotional getrennt waren; und sie erlaubt es Ihnen, großzügig zu sein und den Partner zu verwöhnen.

SO NUTZEN SIE DIESES BUCH

Es ist herrlich, dieses Buch mit einem geliebten Menschen zu lesen. Lassen Sie sich von den erotischen Fotos inspirieren, und wechseln Sie sich bei einer speziellen Massage oder Übung ab.

Wenn sinnliche Berührungen in Ihrer Beziehung keine Priorität mehr haben, sollten Sie einen Abend in der Woche der erotischen Berührung widmen. Zünden Sie Kerzen an, ziehen Sie einander aus. Schlagen Sie dann dieses Buch irgendwo auf, und lassen Sie sich von ihm überraschen! In einer neuen Beziehung hilft Ihnen das Buch, sich besser kennen zu lernen.

VON DER SINNLICHEN BERÜHRUNG ZUR SELBSTBERÜHRUNG

Das Buch hat fünf Kapitel. Jedes beschreibt eine andere Art der Berührung auf verschiedenen Ebenen der Erotik. In Kapitel eins (Sinnliche Berührung) erkläre ich, wie Sie einander berühren und massieren, bis der ganze Körper zu schmelzen oder zu schweben scheint – ein großartiger Anfang, wenn Sie Ihre Beziehung erotischer und intimer gestalten wollen.

Sobald Sie Ihren Partner in Erregung versetzt haben, ist er mehr als bereit für die erotischen Berührungen in Kapitel zwei. Dort erfahren Sie nicht nur, wie Sie die erogenen Zonen des Körpers massieren – Brüste, Penis, Klitoris und G-Punkt –, sondern auch, wie Sie den Partner mit erotischen Fantasien verführen und ihm eine sexy Massage mit dem Mund verabreichen.

Um die sexuelle Temperatur noch weiter zu steigern, zeigt Ihnen Kapitel drei (Sexuelle Berührung), wie Sie den Partner und sich selbst während des Liebesspiels massieren können. Wenn Sie gleichzeitig sinnliche Berührungen und neue Sexstellungen ausprobieren – darunter einige aus dem *Kamasutra* und dem *Ananga Ranga* –, erreichen Sie beide neue Höhen der Lust und verleihen Ihrem Liebesleben neuen Schwung.

Im vierten Kapitel (Tantrische Berührung) zeige ich Ihnen, wie Sie beide Ihr Gefühl des Vertrauens, der Einheit und der Glückseligkeit steigern. Tantra bedeutet Harmonie und Sinnlichkeit, und es bringt Sie und Ihren Partner einander näher denn je.

Berührungen sind noch lustvoller, wenn Sie eins mit Ihrem Körper sind und wissen, was Ihnen Spaß macht. Es gibt keine bessere Methode, das zu erfahren, als sinnliche Selbstberührung. Darum erkläre ich in Kapitel fünf, wie Sie Erotik und Sinnlichkeit ganz allein erleben können.

Erotische Massage ist eine wundervolle Methode, einander Gefühle mitzuteilen und Freude zu bereiten. Ich hoffe, dass dieses Buch Ihnen zu neuer Offenheit in der Liebe verhilft.

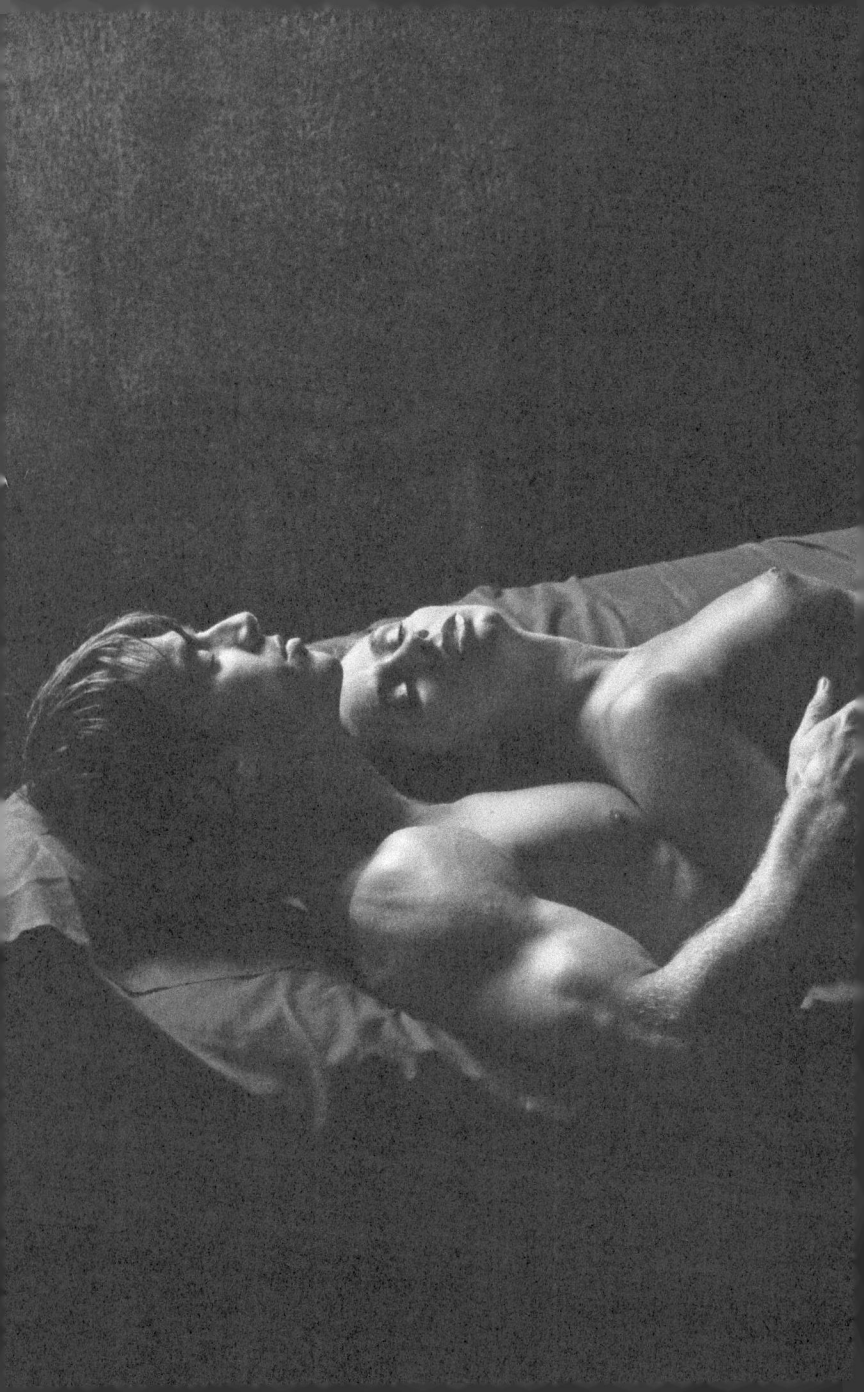

KAPITEL EINS

Sinnliche Berührung

Sie brauchen nur Ihre Hände, eine Flasche Massageöl und viel Zeit, um Ihren Partner auf den Gipfel der Sinnenfreude zu führen. Dieses Kapitel führt Sie durch die wichtigsten Massagetechniken und zeigt Ihnen, wie Sie Ihren Partner damit erfreuen. Sie lernen, sinnliche Berührungen zu genießen, indem Sie sich dieser Erfahrung ganz hingeben, während Sie massieren oder massiert werden. Sobald Sie diese Grundlagen beherrschen, wird Ihr Partner bei jeder Berührung vor Lust stöhnen!

Grundlagen
der sinnlichen Berührung

Wenn Sie Ihr Liebesspiel durch sinnliche Berührungen bereichern wollen, ist es hilfreich, sich mit einigen grundlegenden Massagetechniken vertraut zu machen. Diese können wundervolle Empfindungen auslösen, die sowohl entspannen als auch erregen. Sie brauchen nicht alles auswendig zu lernen und nicht alle Methoden an einem Abend anzuwenden – schon eine oder zwei einfache Techniken, liebevoll und behutsam angewandt, sind ein herrliches Erlebnis.

GLEITEN
Legen Sie die Hände flach auf den Körper des Partners, und machen Sie mit leichtem oder festem Druck fließende Bewegungen

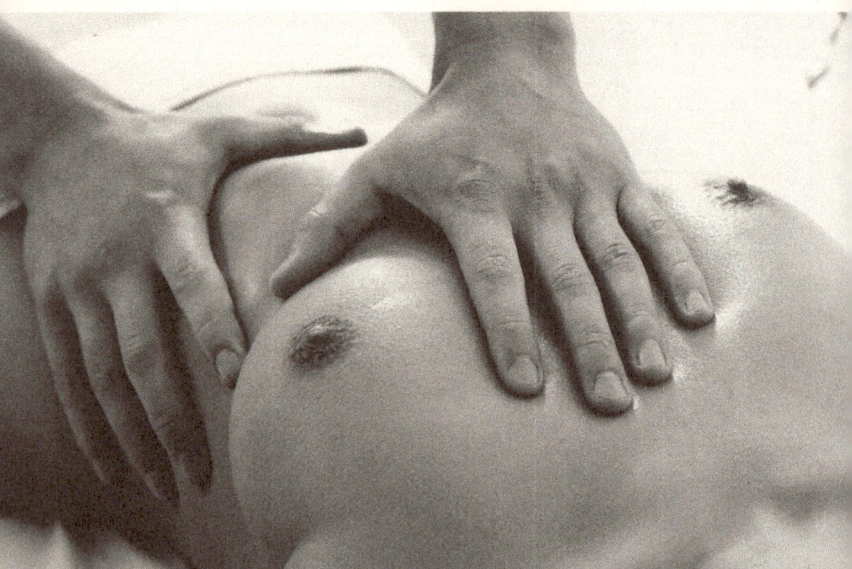

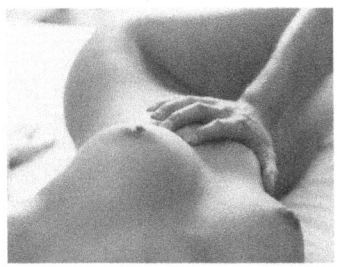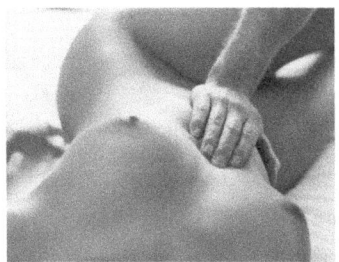

über die Haut (siehe links und oben). Reichlich Öl löst ein ange-
nehm schlüpfriges Gefühl aus. Wenn die Hände nicht mehr gleiten,
brauchen Sie mehr Öl. Gleitende Bewegungen machen die Haut
glatt und wirken entspannend. Auf diese Weise können die Hände
von einem Körperteil zum anderen wandern.

KNETEN

Kneten Sie einen fleischigen Körperteil zwischen den Fingern.
Wenn eine Hand sich hebt, beginnt die andere mit der nächsten
Massage. Dadurch haben die Hände immer Kontakt mit der Haut
und somit mit dem Körper des Partners. Kneten löst Verspannungen und erzeugt ein prickelndes Gefühl.

KLOPFEN

Ballen Sie die Hände locker zu Fäusten, und klopfen Sie mit der
Seite oder mit dem flachen Teil der mittleren Fingerglieder (nicht
mit den Knöcheln) auf die Beine, die Schultern und den Rücken.
Klopfen Sie ziemlich schnell und rhythmisch, und lassen Sie die
Fäuste locker. Klopfen wirkt belebend und entspannend zugleich,
lockert die Muskeln und regt die Durchblutung an.

DAUMENDRUCK

Üben Sie mit den Daumenballen statischen Druck aus, oder machen Sie damit kleine, kreisförmige Bewegungen. Um den Druck zu steigern, verlagern Sie eher Gewicht auf die Daumen, als fester zu drücken. Daumendruck löst Knoten in den Muskeln, zum Beispiel im oberen Rücken. Kurz bevor Sie einen Daumen anheben, setzen Sie den anderen auf, damit die Hände immer Kontakt mit dem Körper des Partners haben.

DRÜCKEN

Anstatt mit dem Daumen Druck auszuüben, können Sie auch mit den Handflächen, Fingerspitzen, Handballen, Fäusten (benut-

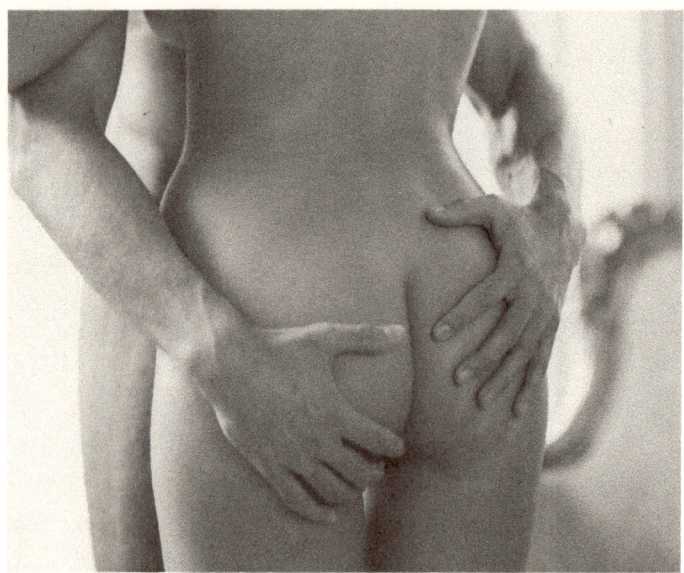

zen Sie den flachen Teil oben), Unterarmen und Ellbogen drücken, um Muskelverspannungen zu lösen. Drücken Sie allmählich fester, indem Sie Gewicht nach vorne auf die Hand verlagern. Meiden Sie aber empfindliche Stellen und die Wirbelsäule. Fragen Sie den Partner, was ihm gefällt.

Druck kann statisch oder kreisförmig sein. Die Fäuste können Sie auf einem Punkt hin und her drehen. Fingerspitzendruck eignet sich gut für eine Gesichtsmassage. Unterarmdruck fühlt sich auf dem Rücken wundervoll an. Handdruck (siehe links) ist auf muskulösen Partien, etwa am Gesäß, besonders wirksam und kann für Sie beide sehr lustvoll und erregend sein. Sie können auch Rollbewegungen machen: Beginnen Sie mit den Handballen zu drücken, und rollen Sie dann die Hand nach vorne, um nacheinander mit der Handfläche, den Fingern und den Fingerspitzen Druck auszuüben.

HARKEN

Setzen Sie die Fingerspitzen auf, und streichen Sie wie mit einer Harke über die Haut (siehe Seite 18 links). Dadurch lösen Sie viele verschiedene Empfindungen aus, je nach Tempo und Druck. Festes und schnelles Harken wirkt erregend und belebend, langsames und sanftes Harken ist köstlich und sinnlich. Kräftiges Harken passt am besten zu muskulösen Partien wie Rücken und Gesäß, behutsames Harken eignet sich für empfindliche Stellen wie Brüste und Bauch.

Besonders verführerisch ist es, wenn die Fingerspitzen die Haut nur streifen. Wenn Sie lange Fingernägel haben, können Sie damit sanft über die Haut streichen (siehe Seite 18 rechts). Das ist wundervoll am Hals, auf der Brust und an den Seiten. Kurz bevor Sie eine Hand heben, beginnen Sie mit der anderen zu harken. Sie

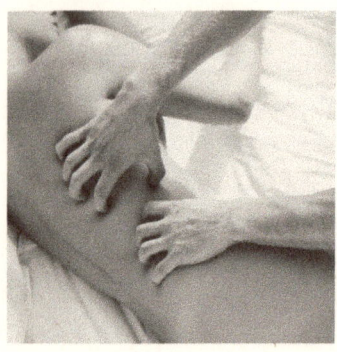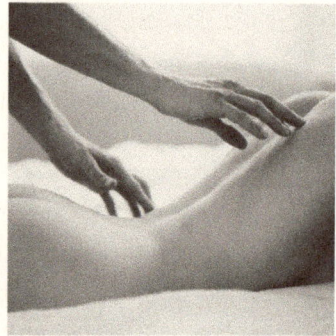

können die Hand auch umdrehen und den Partner mit der Rückseite der Finger oder dem flachen Teil der Nägel streicheln. Dies
ist eine sanfte, liebevolle Massage, die sich am Hals und im Gesicht
herrlich anfühlt.

KNÖCHELN

Ballen Sie die Hände zu Fäusten, und legen Sie die Fingerknöchel
auf den Körper des Partners. Rollen Sie nun die Knöchel von einer
Seite zur anderen, und üben Sie dabei Druck aus. Das fühlt sich auf
dem Rücken, an den Schultern und in den Handflächen großartig
an und beseitigt Muskelverspannungen. Seien Sie aber behutsam –
Knöcheln kann schmerzhaft sein, wenn der Druck zu stark ist, vor
allem an empfindlichen oder knochigen Körperteilen. Drücken Sie
nie auf die Wirbelsäule. Fragen Sie immer den Partner, was er fühlt,
und richten Sie sich nach seinen Wünschen.

Das optimale
Massage-Erlebnis

Wenn Sie die gelernten Techniken in die Tat umsetzen, sollten Sie auch an die Umgebung denken, in der Sie massieren. Tun Sie alles, damit Ihr Partner es bequem hat und sich entspannen kann.

Um eine beruhigende, intime Atmosphäre zu schaffen, können Sie das Licht dämpfen, Kerzen anzünden, Räucherwerk oder ätherisches Öl verbrennen und leise, meditative Musik spielen. Wenn

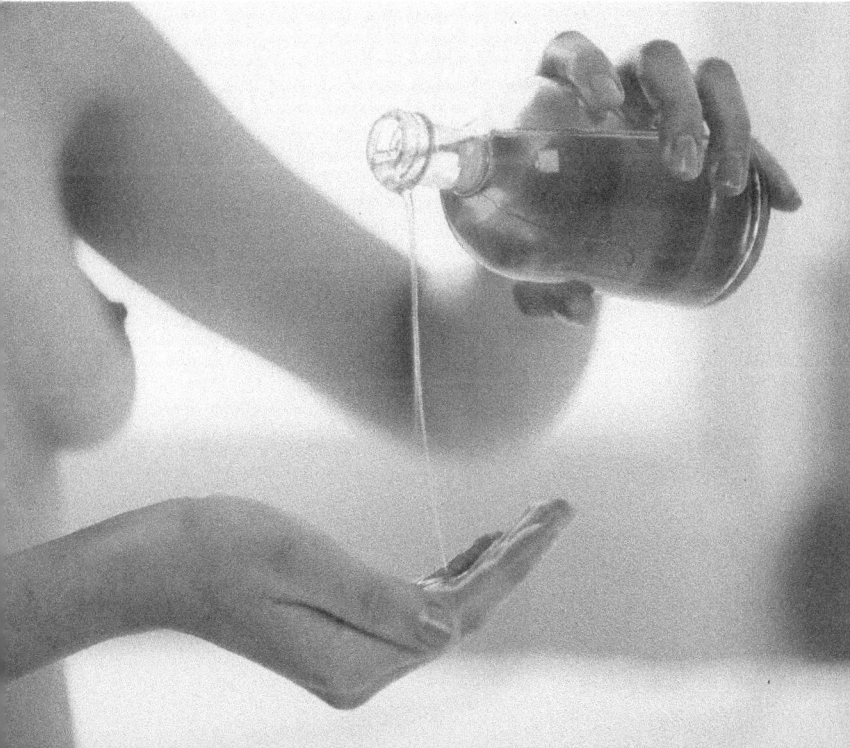

es kalt ist, drehen Sie die Heizung hoch. Wärmen Sie einige Handtücher auf einem Heizkörper, und bedecken Sie damit die untere Hälfte des Körpers. Vergessen Sie nicht, auch Ihre Hände zu wärmen.

Öl ist ein wichtiger Bestandteil einer erotischen Massage. Es regt die Sinne an und bringt Sie beide in Stimmung. Viele verschiedene Massageöle sind erhältlich, aber Sie können leicht Ihr eigenes Öl herstellen, wenn Sie ätherisches Öl mit Trägeröl mischen (siehe unten).

Wärmen Sie das Öl vor der Anwendung: Reiben Sie es zwischen den Handflächen, oder stellen Sie die Flasche eine Weile in eine Schüssel mit heißem Wasser. Wenn Sie eine Genitalmassage verabreichen (siehe Seite 66–68) und danach beim Liebesspiel ein Kondom benutzen wollen, müssen Sie ein Gleitmittel auf Wasserbasis verwenden, denn Öl kann Latex beschädigen, so dass das Kondom undicht wird.

MASSAGEÖL ZUBEREITEN

Ätherische Öle sind konzentrierte Pflanzenessenzen, die man mit Trägeröl verdünnen muss, ehe man sie auf die Haut bringt. Es gibt verschiedene Trägeröle, zum Beispiel Mandel-, Traubenkern-, Aprikosenkern-und Sojaöl. Verwenden Sie das Lieblingsöl Ihres Partners. Besonders sinnlich duften Patschuli, Ylang Ylang und Jasmin.

Für trockene Haut eignet sich ein schwereres, klebrigeres Trägeröl wie Avocado-, Oliven-, Jojoba- oder Weizenkeimöl.

Um Ihre eigene Mischung herzustellen, geben Sie 20 Tropfen ätherisches Öl in 50 ml Trägeröl. Gießen Sie es in einen dunklen, wasserdichten Behälter, und schütteln Sie ihn gut. Das Öl hält 6–12 Monate.

Die Schönheit
der Berührung

Massieren wird zu einem noch schöneren Erlebnis, wenn Sie darüber nachdenken, was es bedeutet, jemanden zu berühren. Wenn Sie massieren, brauchen Sie hochempfindliche Finger und Hände – und die haben Sie vielleicht noch nicht. Die folgende Übung hilft Ihnen, diese Sensitivität wieder zu erwecken. Dabei berauben Sie sich Ihrer anderen Sinne und nutzen nur den Tastsinn.

GEGENSTÄNDE ERFORSCHEN

Bitten Sie Ihren Partner, zehn Gegenstände zusammenzutragen, die verschiedene Tastempfindungen auslösen. Hier sind einige Vorschläge: Ein glatter Kiesel, eine Schale mit Sand, ein Gummihandschuh, eine Plastilinkugel, eine offene Dose Handcreme, eine Melonenscheibe, ein Metallkamm, ein Stück Schokolade, zerknülltes Papier und eine Blume. Setzen Sie sich an den Tisch, und legen Sie eine Augenbinde an. Nun legt Ihnen der Partner alle Gegenstände einzeln vor. Nehmen Sie jeden behutsam und ehrfürchtig in die Hand, als ob er zerbrechlich oder kostbar wäre, und erforschen Sie ihn mit den Fingerspitzen. Untersuchen Sie jeden Spalt, jede Welle, Krümmung oder Mulde. Benutzen Sie keinen Ihrer anderen Sinne – riechen oder schmecken Sie nichts, selbst wenn Sie ziemlich sicher sind, dass es essbar ist. Versuchen Sie, die Textur des Objekts in Gedanken zu beschreiben, anstatt sofort seinen Namen auszusprechen. Ist es hart oder weich, zerbrechlich oder robust, geschmeidig oder starr, glatt oder rau, kühl oder warm, nass oder trocken, schwer oder leicht? Hat es Ecken, Kanten, Dellen? Ist es fest oder flüssig? Meditieren Sie mit Hilfe des Tastsinnes über den Gegenstand, und erforschen Sie ihn weiter, auch wenn Sie glauben, ihn erkannt zu haben. Stellen Sie sich vor, Sie hätten dieses Ding noch nie berührt und wollten es sich durch Berühren mit den Fingern im Gedächtnis einprägen.

Wenn Sie damit fertig sind, nehmen Sie die Augenbinde ab und betrachten alle zehn Gegenstände. War Ihre Untersuchung gründlicher, weil Sie nur den Tastsinn genutzt haben? Stellen Sie nun zehn Objekte für Ihren Partner zusammen, und wiederholen Sie das Experiment.

DIE TEXTUR DES KÖRPERS

Setzen Sie sich auf den Boden oder aufs Bett, und legen Sie wieder die Augenbinde an. Ihre Erinnerung an die erste Übung sollte noch frisch sein. Ihr Partner legt sich neben Sie. Senken Sie nun behutsam die Hände auf irgendeinen Körperteil des Partners, und lassen Sie sie dort ruhen. Suchen Sie nicht nach erogenen Zonen, etwa nach den Brüsten oder Genitalien, sondern lassen Sie die Hände ganz willkürlich sinken. Selbst wenn Sie den Körperteil sofort erkennen, sollten Sie darüber nicht nachdenken. Benutzen Sie die Hände so, als wären sie Ihre einzige Verbindung zur Welt. Beginnen Sie dann langsam und sanft, den Körperteil zu erforschen, den Sie berühren. Fühlt sich der Körperteil eher warm oder kühl, hart oder weich, haarig oder glatt, trocken oder feucht an? Will er behutsam gestreichelt und liebkost oder kräftig gedrückt und geknetet werden? Spüren Sie in diesem Körperbereich irgendwelche Verspannungen?

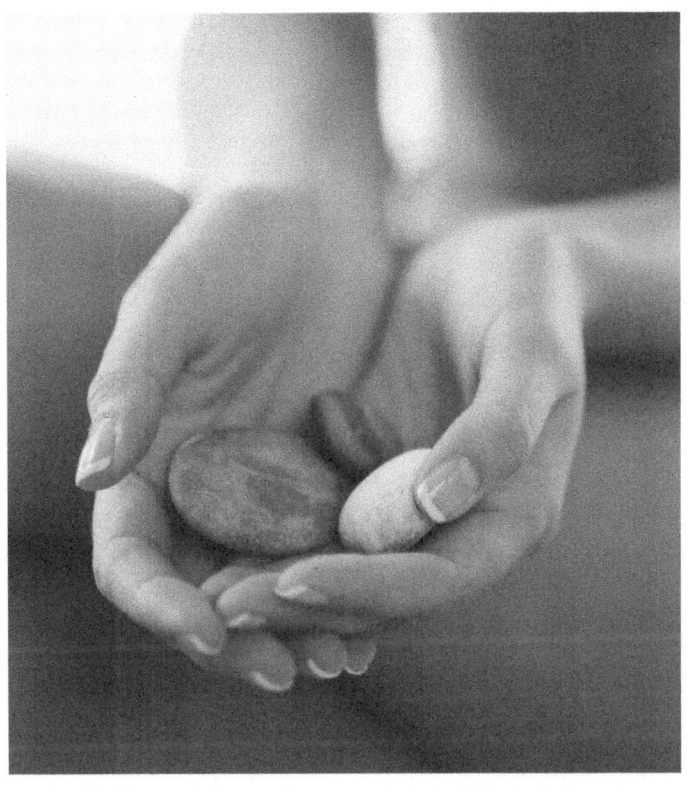

Wenn Sie den Drang verspüren, Ihren Partner auf eine bestimmte Weise zu berühren, tun Sie es. Manchmal wollen Sie die Hände einfach still liegen lassen und Energie in den Partner leiten. Versuchen Sie, auf diese Weise mehrere Körperteile des Partners zu berühren. Fragen Sie ihn nach der Übung, was er gefühlt hat, damit Sie Ihre Empfindungen besser einschätzen können. Tauschen Sie dann die Rollen.

Wie man richtig massiert

Selbst wenn Sie alle Massagetechniken der Welt beherrschen, hat Ihr Partner keine Freude daran, wenn er spürt, dass Sie das Erlebnis nicht genießen. Massieren sollte ein Vergnügen sein, keine Pflicht.

Wenn Sie es sich bequem machen und sich wirklich auf den Partner einstimmen, können Sie einen sinnlichen, glückseligen Zustand der Einheit erreichen und das Massieren ebenso genießen wie die Massage, die Sie empfangen.

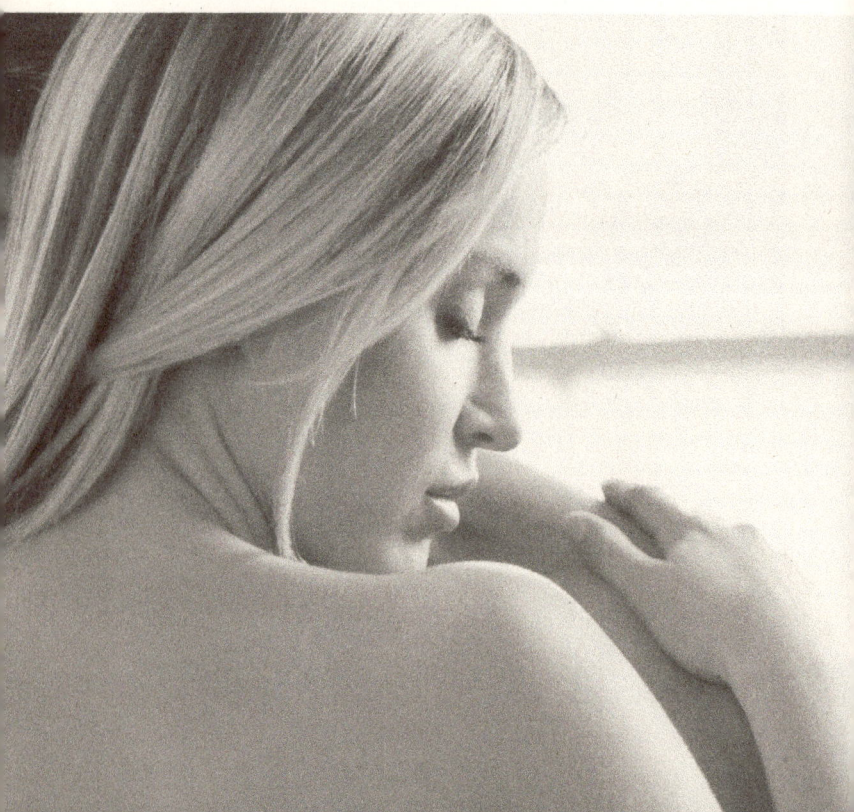

STIMMEN SIE SICH EIN

Nehmen Sie sich vor dem Massieren einige Minuten Zeit, um sich zu sammeln und zu konzentrieren, so dass Sie sich ganz auf den Partner einstimmen und ablenkende Geräusche oder Gedanken beiseiteschieben können.

Setzen Sie sich mit gekreuzten Beinen und geradem Rücken auf den Fußboden. Ihr Partner legt sich neben Sie und entspannt sich. Schließen Sie die Augen, und konzentrieren Sie sich auf die Atmung, auf die ein- und ausströmende Luft. Gehen Sie allmählich zur Bauchatmung über, so dass der Bauch sich beim Einatmen hebt und beim Ausatmen senkt.

Verbringen Sie einige Minuten mit dieser tiefen Bauchatmung. Versuchen Sie dann, sich auf Ihre warmen, liebevollen Gefühle für Ihren Partner zu konzentrieren. Wenn Sie bereit sind, öffnen Sie die Augen und betrachten den Partner. Freuen Sie sich auf das bevorstehende gemeinsame Erlebnis.

BITTEN SIE UM ERLAUBNIS

Vielleicht sind Sie der Meinung, dass Ihr Partner Ihnen die Erlaubnis zur Massage bereits erteilt hat, denn er liegt ja vor Ihnen und wartet darauf. Dennoch macht die formelle Bitte um Erlaubnis die Massage zu etwas Besonderem – zu einem Ritual mit klarem Anfang. Zudem vermittelt Sie Ihrem Partner die Gewissheit, alles im Griff zu haben.

Das ist vor allem dann wichtig, wenn Sie empfindliche Körperteile berühren. Außerdem bekunden Sie durch die Bitte um Erlaubnis Respekt für den Körper Ihres Partners und die Zusicherung, nichts zu tun, was er nicht will. Sie können die Bitte so formulieren, wie es Ihnen natürlich erscheint, zum Beispiel: »Darf ich die Hände auf dich legen?« oder einfach: »Bist du bereit für meine Berührung?«

ATMEN SIE SYNCHRON

Lassen Sie die Hände zunächst still auf dem Körper des Partners liegen, und spüren Sie, wie er atmet. Schließen Sie die Augen, und versuchen Sie, im Einklang mit ihm zu atmen, damit Sie eins mit ihm werden.

Wenn Ihr Partner rasch und flach atmet, atmen Sie zunächst im gleichen Rhythmus und dann allmählich langsamer und tiefer – seine Atmung wird der Ihren folgen. Synchrones Atmen ermöglicht es Ihnen, entspannt und in harmonischem Kontakt zu bleiben. Prüfen Sie gelegentlich, ob Sie beide noch synchron atmen.

MACHEN SIE ES SICH BEQUEM

Es ist sehr wichtig, dass Sie sich während der Massage wohlfühlen. Wenn Sie verspannt sind oder es unbequem haben, können Sie die Massage nicht genießen und übertragen zudem Ihre Verspannung auf den Partner. Dann müssen Sie die Massage möglicherweise abbrechen. Tragen Sie geeignete Kleidung, damit Ihnen weder zu warm noch zu kalt ist. Verdrehen Sie nicht den Rumpf, und beugen Sie sich nicht in einem unbequemen Winkel über den Partner.

Wenn Sie auf dem Fußboden massieren, schieben Sie etwas Weiches (zum Beispiel ein Handtuch oder ein kleines Kissen) unter die Knie. Wenn die Arme oder Hände zu schmerzen beginnen, benutzen Sie zeitweilig eine sanftere Massagetechnik.

UNTERBRECHEN SIE NICHT DEN KONTAKT

Es mag nebensächlich klingen; aber es ist sehr wichtig, dass Sie während der Massage immer in Kontakt mit dem Partner bleiben. Wenn er tief entspannt ist, kann ein unterbrochener Kontakt das Gefühl der Entspannung und der Zusammengehörigkeit schwächen. Benutzen Sie also die Gleittechnik (siehe Seite 14), um die Hände von einem Körperteil zum anderen zu verlagern.

BITTEN SIE UM FEEDBACK

Um sicher zu sein, dass Ihr Partner die Massage genießt, fragen Sie ihn hin und wieder nach seinen Empfindungen. Das Feedback kann ein zufriedenes »Mmmm« oder ein einzelnes Wort wie »gut«, »mehr« oder »fester« sein. Wenn Ihrem Partner etwas nicht gefällt, fragen Sie ihn, was ihm lieber ist. Je mehr Feedback Sie bekommen, desto größere Freude können Sie Ihrem Partner bereiten. So wird das ganze Erlebnis auch für Sie befriedigender.

SPRECHEN SIE NICHT

Abgesehen vom gelegentlichen Feedback sollten Sie nicht reden und auch den Partner nicht dazu ermuntern. Reden bedeutet Denken, und während der Massage sollten Sie in Ihren Empfindungen aufgehen.

BLEIBEN SIE IM HIER UND JETZT

Sie können nicht optimal massieren, wenn Ihre Gedanken zu anderen Dingen abschweifen. Stimmen Sie sich also auf Ihren Partner ein, und denken Sie einfach an die Freude, die Sie ihm bereiten.

Schieben Sie alle anderen Gedanken und Ablenkungen beiseite.

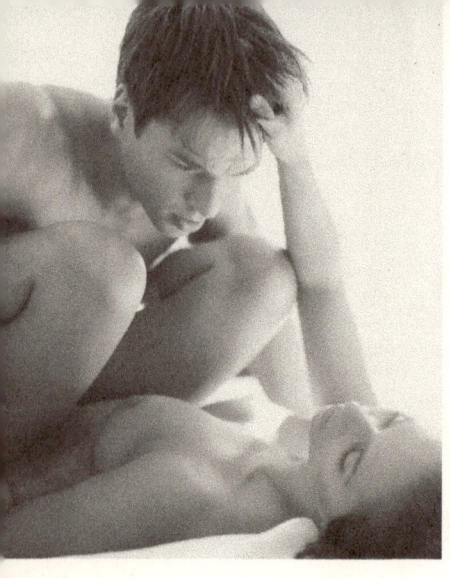
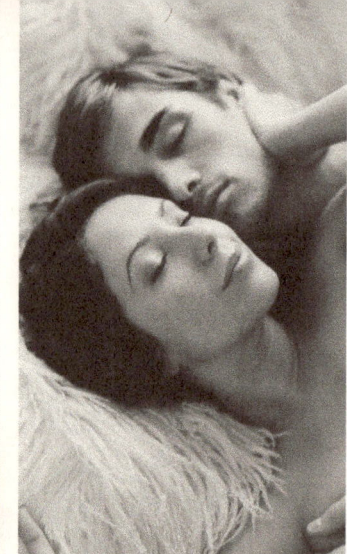

Wenn Ihnen das schwerfällt, konzentrieren Sie sich auf die Atmung, denn bewusstes Atmen zentriert Körper und Geist im Hier und Jetzt. Oder stellen sich vor, dass Sie die Empfindungen wahrnehmen, die Sie mit den Händen auslösen.

Wenn Sie leise Musik spielen, können Sie sich auch darauf konzentrieren.

MAXIMIEREN SIE DIE STIMMUNG

Wenn Sie die Massage beendet haben, sollten Sie nicht sofort aufstehen. Genießen Sie die Intimität und die Verbindung, die Sie hergestellt haben. Legen Sie sich in der Löffelstellung (siehe Seite 135) neben den Partner, und konzentrieren Sie sich auf eine synchrone Atmung. Oder schmiegen Sie sich aneinander, und schauen Sie sich in die Augen, oder umarmen und streicheln Sie einander, und warten Sie, bis aus der entspannten, sinnlichen Stimmung allmählich etwas Erotischeres wird.

Wie man sich
massieren lässt

Wenn Sie massiert werden und davon profitieren wollen, müssen Sie auch etwas dazu beitragen. Wenn Sie sich den körperlichen Gefühlen ganz hingeben und dem Partner klarmachen können, wie Sie berührt werden möchten, erweitern Sie die Bandbreite Ihrer Empfindungen.

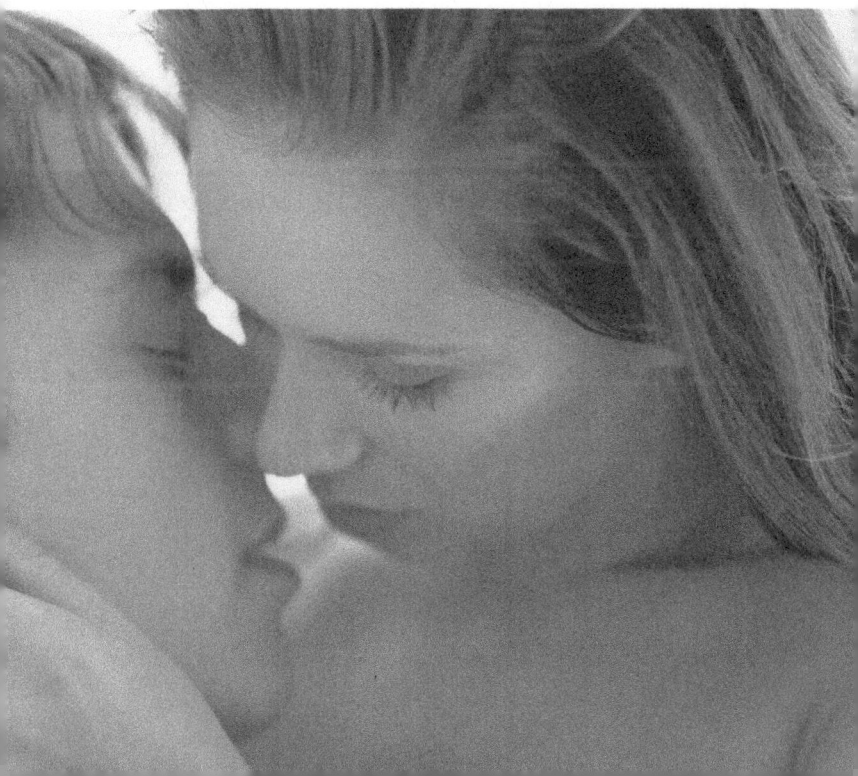

MACHEN SIE DEN KOPF FREI

Wer mit den Gedanken woanders ist, kann eine Massage nicht wirklich genießen. Viele Leute denken an ihre Arbeit oder an unerledigte Pflichten, andere lassen sich von ihren Problemen ablenken. Sie schmälern das Erlebnis sogar dann, wenn Sie über die Massage nachdenken. Vielleicht machen Sie sich Sorgen darüber, dass Ihr Partner Sie nicht hübsch genug findet oder sich langweilt. Oder Sie denken an das Liebesspiel, das Sie nach der Massage anstreben. All diese Gedanken und hundert andere können Ihre Sinne und Ihre körperlichen Empfindungen abstumpfen.

Eine der einfachsten Methoden, die Gedanken zur Ruhe zu bringen, ist die Konzentration auf die Atmung. Stellen Sie sich beim Einatmen vor, dass der Atem in den massierten Körperteil strömt, und genießen Sie die Einatmung als sinnlichen Akt. Stellen Sie sich vor, dass Ihr Atem das Innere Ihres Körpers liebkost, während die Hände des Partners ihn außen verwöhnen. Beim Ausatmen stellen Sie sich vor, wie die Spannung aus Ihrem Körper fließt und alle Gedanken und Ablenkungen mitnimmt. Wenn Sie sich massieren lassen, brauchen Sie nur zweierlei: Vertrauen und Hingabe. Vertrauen Sie darauf, dass Ihr Partner Sie liebevoll und großzügig berührt, und geben Sie sich körperlich und seelisch dem Erlebnis hin, indem Sie Ihre Hemmungen ablegen.

GENIESSEN SIE DIE MASSAGE

Wenn Ihr Partner Ihnen Schmerzen oder Unbehagen bereitet, sollten Sie ihn nicht kritisieren – das würde ihn nur entmutigen –, sondern ihm genau erklären, wie Sie berührt werden wollen. Sagen Sie beispielsweise »sanfter« anstatt »Du drückst zu fest« oder »Kannst du die Hände ein wenig nach unten schieben?« anstatt »Massiere mich nicht da«. Genaueres Feedback geben Sie erst, wenn die Massage zu Ende ist. Auch dann sollten Sie das Positive hervorheben, nicht das Negative. Seien Sie präzise. Sagen Sie zum Beispiel: »Es ist so schön, wenn du mit den Fingern durch mein Haar und über meinen Rücken streichst.«

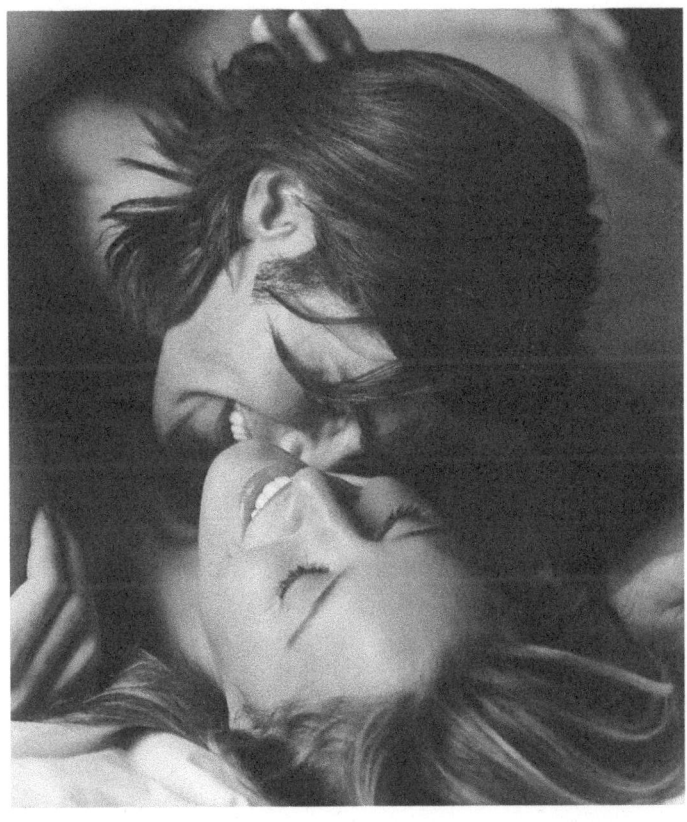

Berühr mich da ...

Sie können nie zu viel darüber wissen, was Sie beide erregt. Vielleicht haben Sie schon darüber gesprochen, was Sie Ihnen beim Sex gefällt – aber haben Sie auch über sinnliche Berührungen gesprochen, über Berührungen, die Sie wohlig schaudern lassen oder in glückselige Trance versetzen? Es macht Spaß, und es ist erregend, gemeinsam mit dem Partner eine Wunschliste der Berührungen zusammenzustellen. Wenn Sie zu schüchtern sind, um dem Partner zu sagen, wo Sie berührt werden wollen, können Sie ein Spiel daraus machen: Lassen Sie ihn Ihren Körper erforschen und Ihre bevorzugten erogenen Zonen von eins bis zehn ordnen.

HEISSE STELLEN

Erklären Sie einander, wo Sie am liebsten massiert oder gestreichelt werden möchten. Denken Sie daran: Ihr Ziel ist nicht der Orgasmus, sondern Sinnlichkeit. Stellen Sie eine Liste Ihrer fünf oder zehn bevorzugten erogenen Zonen zusammen. Viele Menschen genießen eine Kopf-, Rücken- oder Fußmassage, aber Sie brauchen sich nicht auf das Naheliegende zu beschränken. Unkonventionelle Zonen können in den Kniekehlen, in den Achselhöhlen, am Schlüsselbein, an den Handgelenken oder an den Fingerspitzen liegen. Wenn Sie irgendwo nicht berührt werden wollen, sagen Sie es dem Partner. Wenn es Ihnen unangenehm ist, an einer bestimmten Stelle berührt zu werden, bedeutet das nicht, dass Ihr Partner Sie dort niemals berühren darf; aber es ist wichtig, dass er diese Stellen kennt und Rücksicht nimmt.

BERÜHRUNGSTYPEN

Erklären Sie genau, welche Arten von Berührungen Ihnen am besten gefallen. Lieben Sie beispielsweise tiefen, kräftigen Druck und empfinden alle sanfteren Techniken als Kitzeln? Wollen Sie behutsam gestreichelt und liebkost werden? Ändern sich Ihre Wünsche mit Ihrer Stimmung oder mit der Tiefe Ihrer Entspannung? Mö-

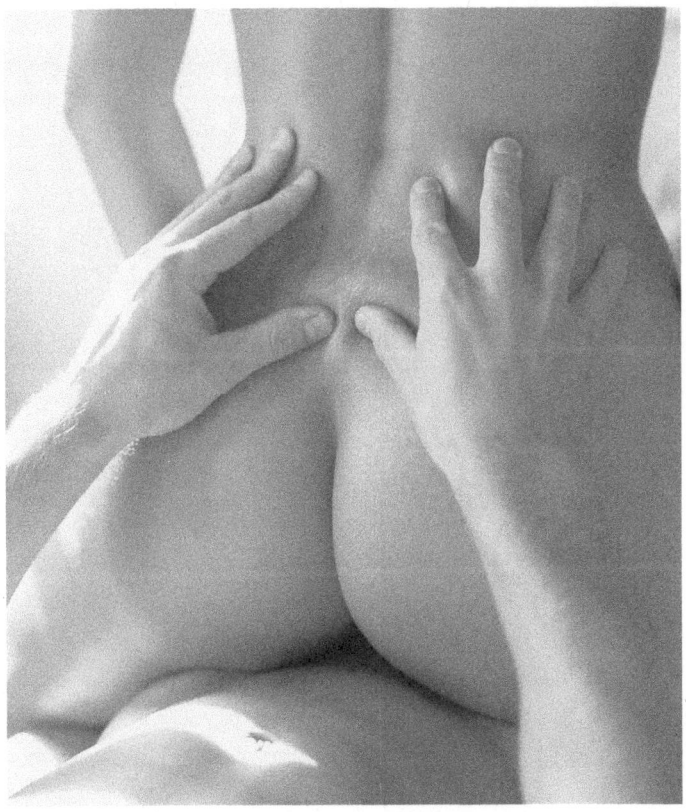

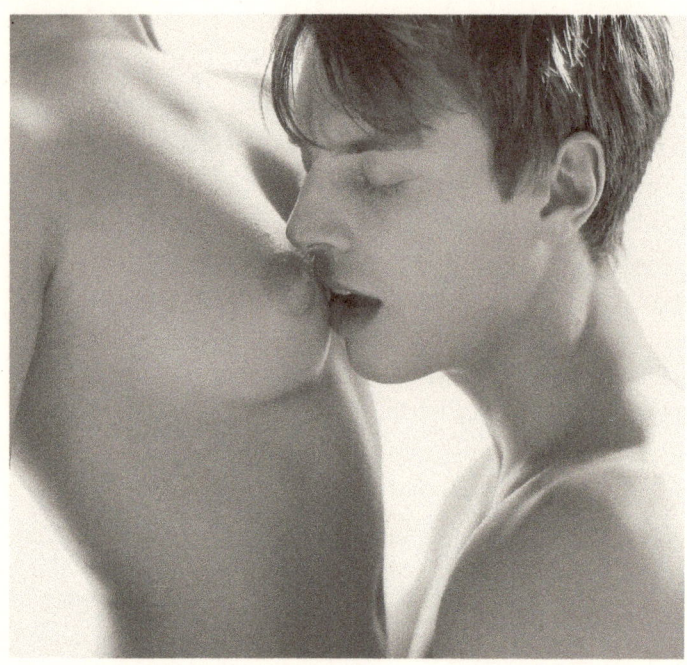

gen Sie unterschiedliche Arten von Berührungen an verschiedenen Stellen?

Seien Sie möglichst präzise. Sagen Sie zum Beispiel: »Ich habe es so gern, wenn du meine Ohrläppchen zwickst, auf meine Schultern und meinen Rücken trommelst, meinen Bauch mit der Handfläche streichelst, die Fäuste in meine Pobacken drückst, meine Kopfhaut wie bei einer Haarwäsche massierst.« Hören Sie gut zu, wenn Ihr Partner Ihnen erklärt, wie er berührt werden möchte – es ist einfach, Vermutungen anzustellen, aber nur ein präziser Leitfaden sagt Ihnen genau, was dem Partner gefällt.

Sinnliches Erwachen

Jetzt wissen Sie beide, wie Sie massieren und massiert werden wollen und können Ihr Wissen mit der folgenden Übung umsetzen. Besprechen Sie diese hinterher, und passen Sie sie Ihren Bedürfnissen an.

BRAUCHEN WIR DAS?

Am Anfang einer Beziehung geraten Liebende in rauschhaftes Entzücken, wenn sie jeden Millimeter des Partners erforschen – aber mit der Zeit kann das Interesse schwinden. Wenn Sie schon eine ganze Weile zusammen sind, beschränken sich Ihre Berührungen vielleicht auf Begrüßungs- und Abschiedsküsse, Kuscheln im Bett und Stimulierung der Genitalien und Brüste beim Sex. Das alles macht Spaß, aber Sie können das körperliche und seelische Band stärken, wenn Sie den ganzen Körper in Ihr Liebesspiel einbeziehen.

Das sinnliche Erwachen hat vier Stadien. Im ersten Stadium machen Sie sich wieder mit den Grundlagen des Berührens vertraut, und in den folgenden Stadien steigern Sie schrittweise Ihre Sinnlichkeit. Sie können die Übungsteile sofort nacheinander absolvieren oder für jeden Teil einen Tag oder eine Woche einplanen. Diese Übung ist von enormem Nutzen, wenn eine der folgenden Aussagen auf Sie und Ihren Partner zutrifft:

- Sie können sich nicht mehr daran erinnern, wann Sie den Körper des Partners zuletzt berührt haben, abgesehen von den »heißen Zonen«, zum Beispiel Brüste und Genitalien.

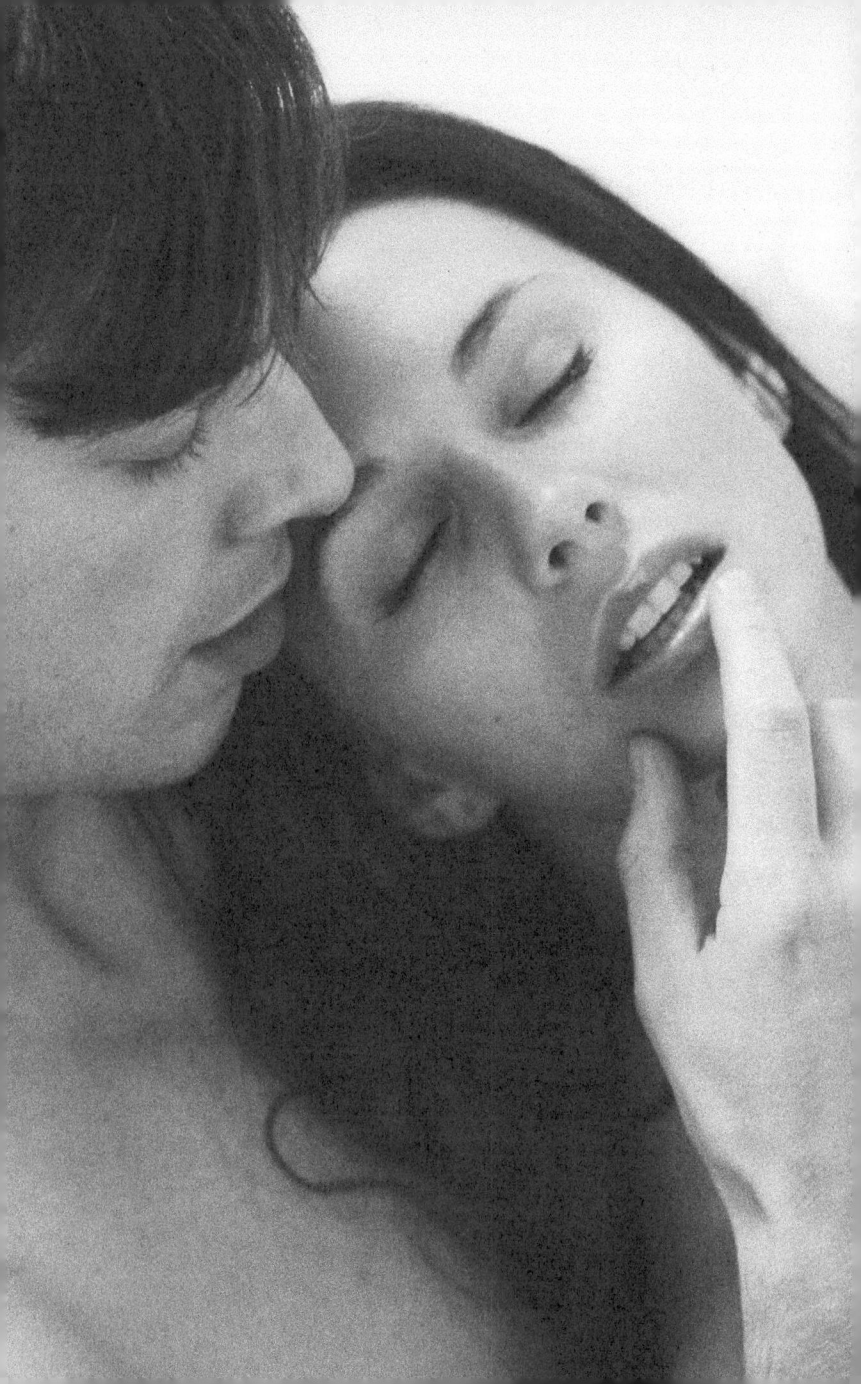

- Es fällt Ihnen immer schwerer, einander in Erregung zu versetzen, und der Sex wird allmählich zur Routine.
- Ihre körperlichen Empfindungen beim Liebesspiel sind nicht sehr intensiv.
- Sie haben Mühe, eine Erektion zu bekommen oder den Orgasmus zu erreichen.
- Sie würden sich beim Liebesspiel gerne einander näher fühlen.
- Sie haben selten Sex; sie kuscheln selten; oder Sie berühren einander selten.

ENTHALTSAMKEIT

In den Tagen oder Wochen des Experimentierens mit der sinnlichen Massage sollten Sie auf Sex verzichten. Das kommt Ihnen vielleicht seltsam vor, denn besserer Sex ist ja eines der Ziele des Programms. Aber Enthaltsamkeit ist für den Erfolg sehr wichtig, weil sie dazu anregt, über einfachste Berührungen nachzudenken, und Ihnen hilft, alte Gewohnheiten rund um Berührungen und Sex abzulegen. Außerdem befreit sie vom Leistungsdruck, denn Sie müssen weder eindringen noch den Höhepunkt erreichen. So können Sie unternehmungslustiger und verspielter sein.

Das sinnliche Erwachen ist eine fantastische Methode, das Band zwischen Ihnen beiden zu stärken und sexuelle Probleme zu überwinden. Dennoch sollten Sie sich beraten lassen oder einen Sexualtherapeuten aufsuchen, wenn Sie ernste oder hartnäckige sexuelle oder seelische Probleme haben. Ob Orgasmus- oder Erektionsstörungen eine medizinische Ursache haben, kann nur ein Arzt entscheiden.

VERMEIDEN SIE ZEITDRUCK

Es ist äußerst wichtig, dass Sie sich genügend Zeit für diese sinnliche Massage nehmen – Sie können weder sinnlich noch entspannt sein, wenn Sie sich Termine setzen! Versuchen Sie, mehrere Stunden oder einen ganzen Morgen, Nachmittag oder Abend für jedes Stadium des Programms einzuplanen. Ein ganzer Tag ist natürlich noch besser. Sie können sich gegenseitig massieren, miteinander reden, spazieren gehen, Musik hören oder füreinander kochen. Sorgen Sie dafür, dass Sie in keiner Phase unterbrochen werden.

STADIUM 1

Erforschen Sie den Körper des Partners durch Berühren. Nutzen Sie die Grundtechniken (siehe Seite 14–18); ziehen Sie die Konturen des Gesichts mit den Fingerspitzen nach; streichen Sie mit den Fingern auf den Oberschenkeln nach oben; rollen Sie seine Finger zwischen Ihrem Daumen und Zeigefinger. Wechseln Sie dabei Tempo und Druck. In diesem Stadium sollten Sie die Brüste oder Genitalien nicht berühren.

STADIUM 2

Wiederholen Sie Stadium 1, aber beziehen Sie die Brüste und Genitalien mit ein. Ihr Ziel besteht nicht darin, den Partner zum Orgasmus zu bringen, sondern ihm eine sinnliche Erfahrung zu vermitteln, die seinen ganzen Körper einschließt. Berühren Sie die Genitalien und Brüste ganz verspielt und forschend, nicht auf vertraute Weise; aber widmen Sie ihnen nicht mehr Aufmerksamkeit als dem Rest des Körpers.

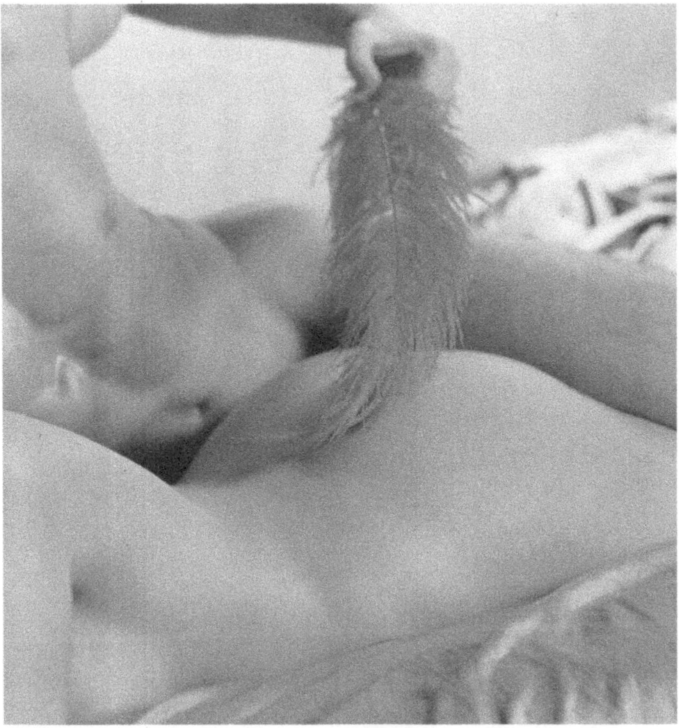

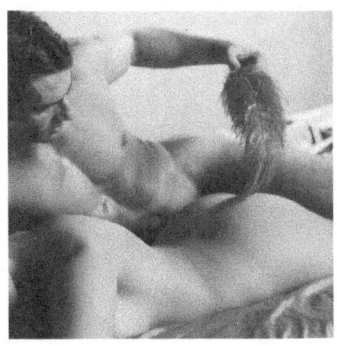
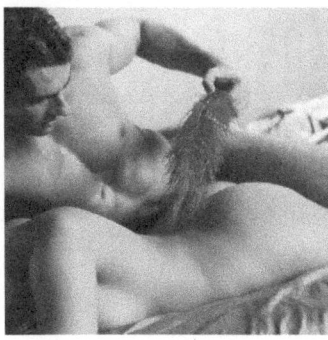

STADIUM 3

Nun massieren Sie einander abwechselnd. Wie im vorigen Stadium streben Sie keinen Orgasmus an, sondern versuchen, den Körper des Partners »aufzuwecken«, so dass Sie beide neue Ebenen der Empfindsamkeit erreichen und köstliche Empfindungen genießen können. Verwenden Sie so viel Öl, wie Sie wollen, und experimentieren Sie mit Requisiten wie Seidenschals, Samt oder weichen Pinseln und Haarbürsten. Sie brauchen damit nichts Kompliziertes zu tun. Setzen Sie sich einfach hinter Ihren Partner, und bürsten Sie sein Haar mit langen, fließenden Bewegungen; oder streichen Sie mit einem Seidenschal über seine nackte Haut – die Wirkung kann sensationell sein.

STADIUM 4

Jetzt dürfen Sie einander gleichzeitig berühren, Öl und Requisiten verwenden und Brüste und Genitalien stimulieren. Dank dieser gegenseitigen Berührungen gelangen Sie auf die nächste Ebene der Sinnlichkeit und Erotik, weil Sie einander durch Ihre Reaktionen erregen. So verführerisch es sein mag, jetzt Sex zu haben oder einander bis zum zum Orgasmus zu stimulieren – widerstehen Sie der Versuchung. Konzentrieren Sie sich auf die lustvollen Gefühle, ohne sich von ihnen mitreißen zu lassen. Üben Sie dieses Stadium drei Mal. Dann sind Sex und Orgasmen wieder erlaubt.

WENDEN SIE IHR WISSEN AN

Beschreiben Sie nach dieser Übung, was Ihnen Freude bereitet hat. Versuchen Sie, alles, was Sie in den einzelnen Stadien gelernt haben, beim Vorspiel und beim Sex in die Tat umzusetzen.

Sinnliche Kopfmassage

Eine Kopfmassage ist eine sinnliche, wohltuende und enorm beruhigende Form der Massage. Damit können Sie Verspannungen schnell und wirksam dahinschmelzen lassen. Sie eignet sich auch hervorragend dafür, einander zu verwöhnen und eine entspannte, liebevolle und intime Atmosphäre zu schaffen. In Indien ist die Kopfmassage Tradition. Dort wird sie *Champi* oder *Champissage* genannt.

1. Schritt (siehe unten links) **Ihr Partner setzt sich auf einen Stuhl mit gerader Lehne und schließt die Augen. Sie legen ihm sanft die Hände auf die Schultern. Atmen Sie beide drei Mal tief und synchron. Streicheln Sie dann behutsam das Gesicht des Partners mit den Fingerspitzen: auf der Stirn, am Kinn und entlang den Wangenknochen.**

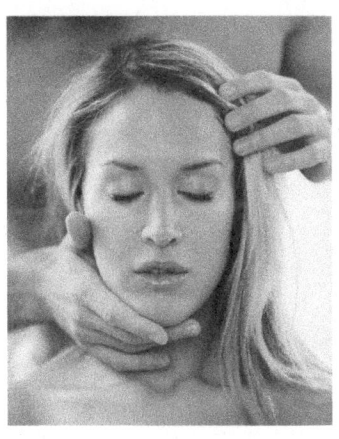 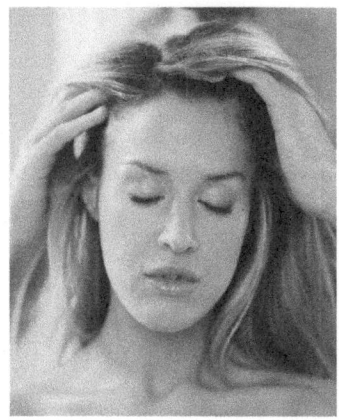

2. Schritt (siehe Seite 41 rechts) **Ölen Sie die Hände ein (für eine Kopfmassage wird traditionell Kokosöl verwendet), und fahren Sie mit gespreizten Fingern durch das Haar des Partners. Machen Sie dabei lange, fließende Bewegungen, und üben Sie mit den Fingerspitzen**

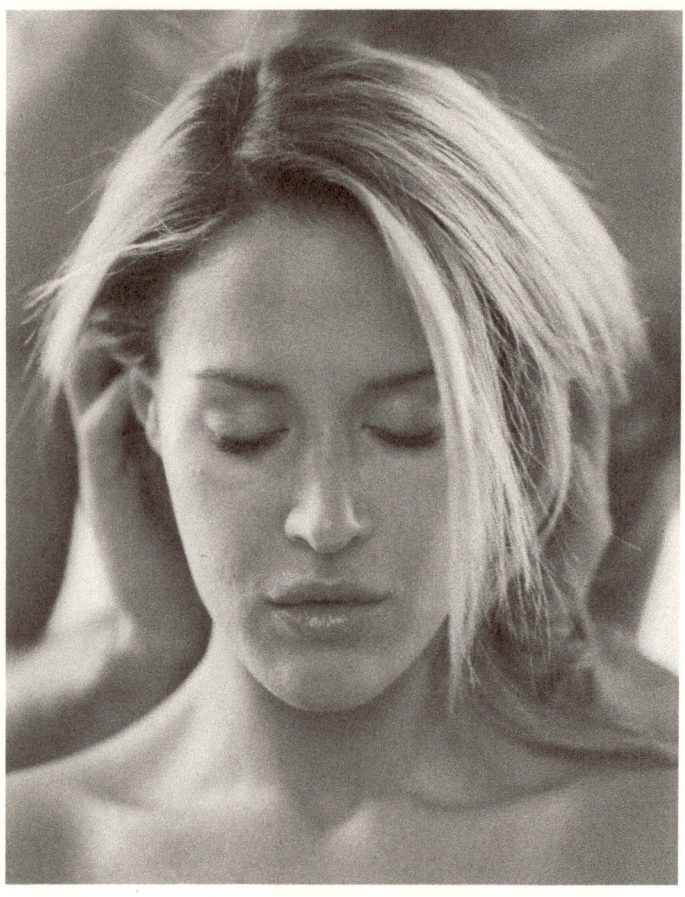

leichten Druck aus (stellen Sie sich vor, Ihre Fingerspitzen seien die Zähne eines großen Kamms). Wiederholen Sie diesen Schritt mehrere Minuten lang, damit der Partner sich völlig entspannt.

3. Schritt **Stützen Sie die Stirn des Partners mit einer Handfläche, und drücken Sie den Handballen der anderen Hand sanft in die Mulde zwischen Hals und Schädelbasis. Rollen Sie diese Hand langsam hin und her, so dass Sie zuerst mit dem Handteller, dann mit den Fingern und zum Schluss mit den Fingerspitzen Druck ausüben. Schieben Sie die Hände dann ein wenig nach oben, und wiederholen Sie die Übung im Scheitelbereich.**

4. Schritt (siehe links) **Setzen Sie die Fingerspitzen über den Ohren des Partners auf, und üben Sie sanften Druck aus, während Sie mit den Fingern kleine Kreise beschreiben. Wiederholen Sie diese Massage an den Schläfen.**

5. Schritt **Nun setzen Sie die Fingerspitzen und Daumen weit gespreizt auf den Kopf des Partners, ziehen sie wie beim Kneifen zusammen und spreizen sie wieder. Wiederholen Sie diese Massage auf der ganzen Kopfhaut.**

6. Schritt **Sie beginnen links oben auf dem Kopf, greifen ein Haarbüschel und arbeiten sich so nach unten. Massieren Sie auf diese Weise einen Streifen nach dem anderen von oben nach unten. Zupfen Sie behutsam an jedem Büschel. Zum Schluss klopfen Sie die ganze Kopfhaut mit den Fingerspitzen ab. Die Finger bleiben locker und bewegen sich mal schnell, mal langsam.**

Sinnliche Rückenmassage

Eine einfache Rückenmassage kann für Ihren Partner sinnliche Glückseligkeit bedeuten und ihn entspannen. Es ist eine wundervolle Methode, sich allmählich in Erregung zu versetzen. Verwenden Sie eine Menge Trägeröl (zum Beispiel Mandel oder Olive), damit Ihre Hände mühelos über die Haut gleiten. Wenn Sie wollen, können Sie einige Tropfen eines duftenden, sinnlichen ätherischen Öls (zum Beispiel Rose oder Jasmin) ins Trägeröl mischen.

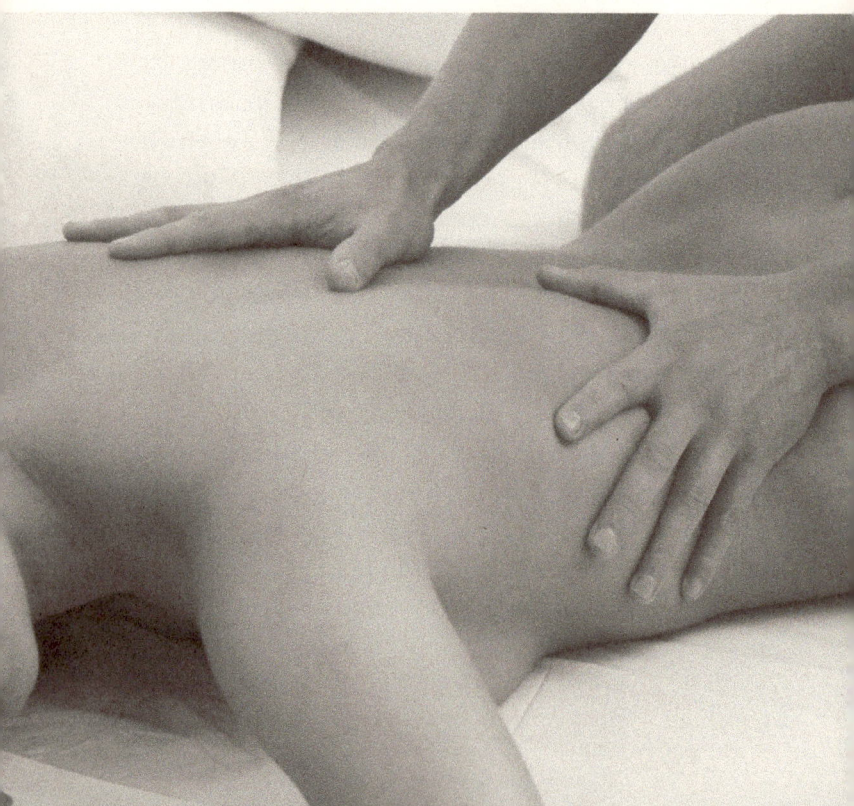

1. Schritt (siehe links) **Ihr Partner legt sich auf den Bauch, und
Sie knien mit gespreizten Beinen
über ihm. Legen Sie die Hände
im Lendenwirbelbereich rechts
und links neben die Wirbelsäule.
Beugen Sie sich nach vorne, um
Ihr Gewicht auf die Hände zu
verlagern. Wenn Sie einen ange-
nehmen Druck ausüben, halten
Sie 30 Sekunden still und gleiten
dann mit den Händen allmählich
nach oben.**

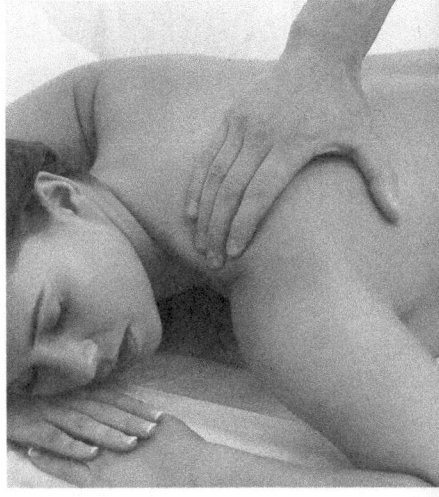

2. Schritt (siehe oben) **Wenn Sie die Schultern erreicht haben, schieben Sie die Hände sanft über sie hinweg und dann diagonal zurück in
die Ausgangsposition. Wiederholen Sie die Schritte 1 und 2.**

3. Schritt **Ballen Sie die Hände zu Fäusten, und legen Sie den flachen
Teil der Fäuste (siehe Seite 18) auf den oberen Rücken. Massieren Sie
nicht auf der Wirbelsäule. Verlagern Sie ein wenig Gewicht auf die
Fäuste, und drehen Sie sie hin und her. Üben Sie dann mit den Daumen festen Druck auf die oberen Rückenmuskeln aus.**

4. Schritt **Wiederholen Sie Schritt 1, aber verringern Sie den Druck
jedes Mal ein wenig, wenn Sie in die Ausgangsposition zurückkehren
und erneut nach oben gleiten. Zum Schluss streicheln Sie Ihren Partner sanft mit den Fingerspitzen und danach mit den Fingernägeln.**

Sinnliche Fußmassage

Der Fuß ist bei vielen Menschen eine wichtige erogene Zone. Nehmen Sie sich Zeit, um den Füßen Ihres Partners ungeteilte Aufmerksamkeit schenken zu können. Nachdem Sie die Füße gewaschen und abgetrocknet haben, verwöhnen Sie sie mit dieser köstlichen Massage.

1. Schritt **Ihr Partner setzt sich oder legt sich hin, und Sie nehmen einen seiner Füße zwischen Ihre warmen, eingeölten Hände. Halten**

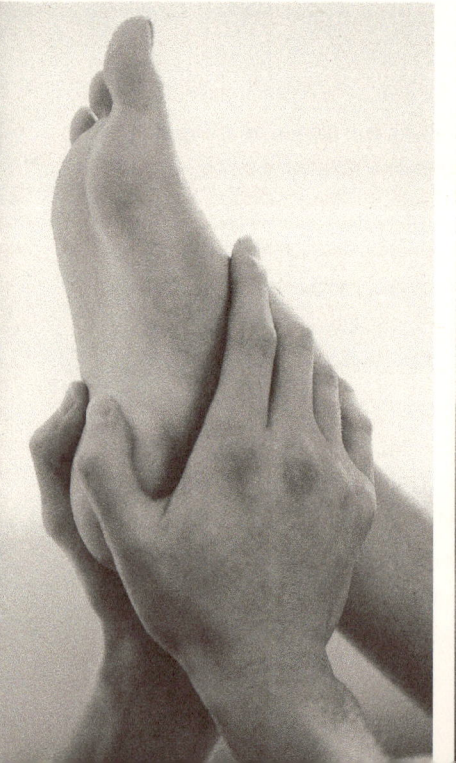
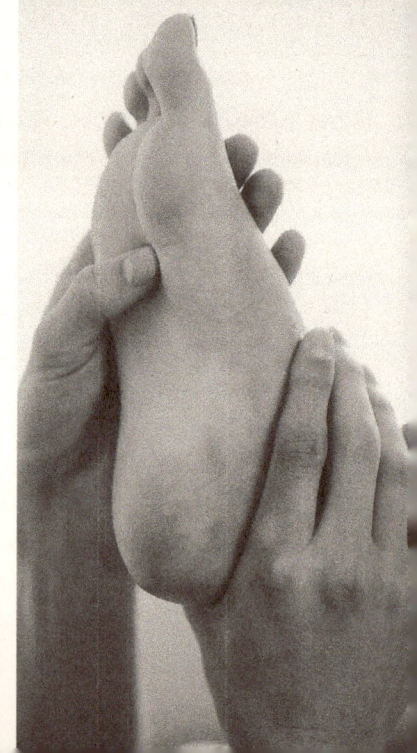

Sie den Fuß eine Minute fest, und streichen Sie dann mit beiden Händen über ihn. Dann nehmen Sie die Ferse in eine Hand und die Zehen in die andere und bewegen den Fuß langsam und kreisförmig im Uhrzeigersinn und in die andere Richtung.

2. Schritt (siehe links) **Setzen Sie je vier Fingerspitzen auf den Fußrücken und die Daumen auf die Sohle. Üben Sie dann Druck aus, und machen Sie dabei winzige kreisförmige Bewegungen. Bleiben Sie etwa eine Minute an der gleichen Stelle, und bearbeiten Sie den ganzen Fuß.**

3. Schritt (siehe rechts) **Halten Sie die Ferse mit einer Hand, und üben Sie mit dem Daumen der anderen Hand festen Druck auf die Sohle aus. Lassen Sie den Daumen mehrere Male von oben nach unten wandern.**

4. Schritt **Kneifen und drehen Sie jede Zehe einzeln mit den Daumen und den anderen Fingern. Bewegen Sie sich dabei von der Wurzel der Zehe zur Spitze. Dort ziehen Sie behutsam an der Zehe.**

5. Schritt **Halten Sie die Zehen mit einer Hand, und üben Sie mit dem Daumen der anderen Druck auf die Fußsohle aus. Stellen Sie sich vor, dort seien fünf Linien – von der Wurzel einer Zehe und bis zur Ferse. Üben Sie auf jeder dieser Linien festen Druck aus.**

6. Schritt **Halten Sie die Ferse mit einer Hand, legen Sie den Ballen der anderen Hand unter die Zehen, und üben Sie Druck aus, um die Zehen nach oben und hinten zu strecken und dadurch zu kräftigen. Ziehen Sie die Zehen dann mit dem Handteller in die andere Richtung (zur Fußsohle hin).**

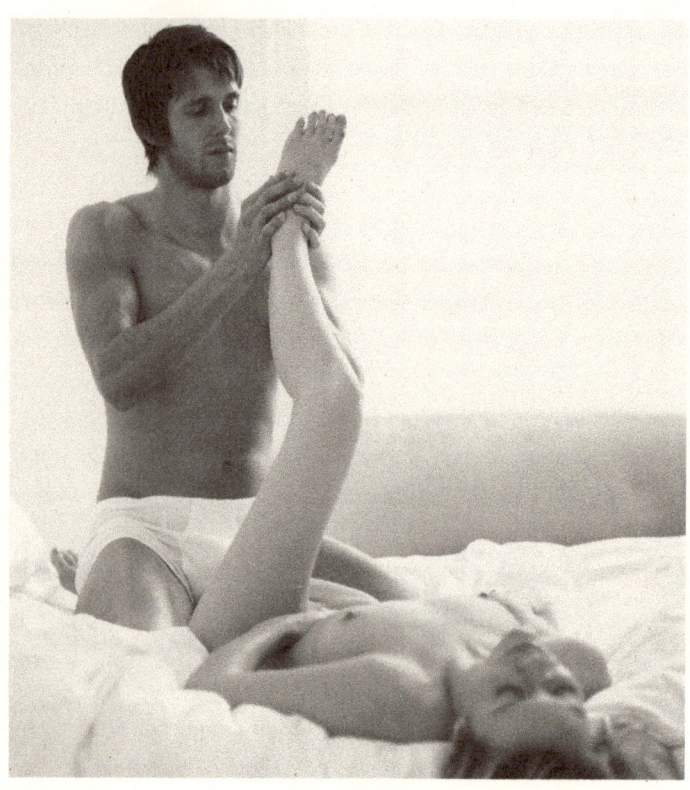

7. Schritt (siehe oben) **Zum Schluss machen Sie mit jedem Fuß kreisförmige Drehbewegungen im Uhrzeigersinn und in die andere Richtung. Dann drücken Sie jeden Fuß kräftig zwischen beiden Händen.**

8. Schritt **Wenn Sie mit der Massage fertig sind, wickeln Sie den Fuß Ihres Partners behutsam in ein warmes Handtuch. Dann massieren Sie den anderen Fuß und wiederholen dabei alle acht Schritte.**

Power-Massage
am Morgen

Es gibt keinen besseren Start in den Tag oder auch in ein Wochen-
ende als diese Massage, die Ihren Partner allmählich weckt und erregt. Schieben Sie die Hände unter die Decke, und lassen Sie die
Handflächen mit langen, sanften Bewegungen über den Körper des
Partners gleiten. An muskulösen Stellen, wie am Rücken und an
den Oberschenkeln, drücken Sie etwas stärker, an empfindlichen
Stellen, etwa am Bauch und an den Lenden, ein wenig behutsamer.
Reizen Sie Ihren Partner, indem Sie die Fingerspitzen mit der Brust
und den Genitalien spielen lassen.

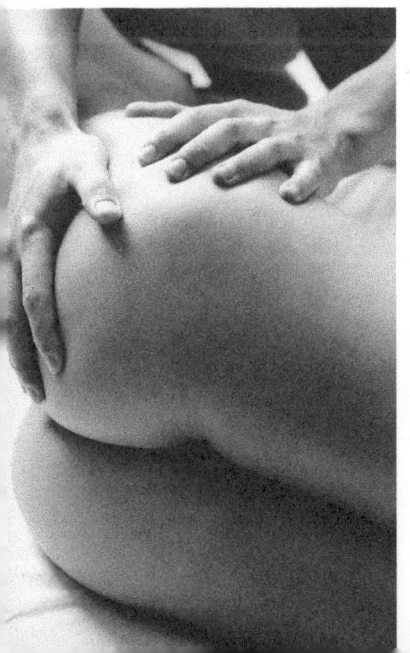
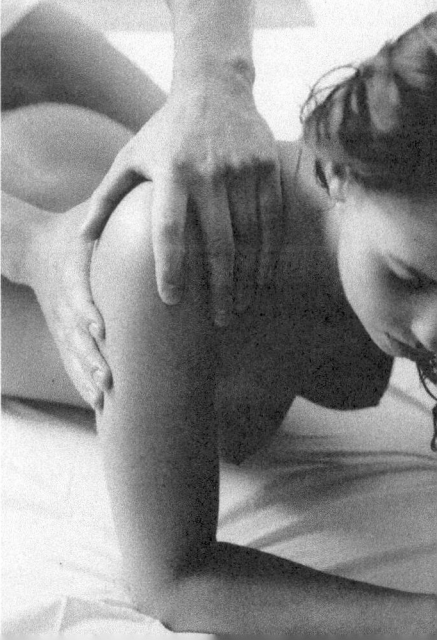

Nach diesem zärtlichen Aufwärmen küssen Sie Ihren Partner auf die Lippen und bitten ihn, sich auf den Rücken zu legen und sich auszuziehen. Gießen Sie ein wenig sinnliches Massageöl in die Handteller, und knien Sie sich über Ihren Partner. Legen Sie die Hände auf seinen Bauch, und lassen Sie sie dann sanft nach oben zur Brust und zurück an die Seite gleiten. Dafür eignet sich ein sachtes Harken (siehe Seite 17–18) am besten. Wiederholen Sie diese Massage, sooft Sie wollen.

Nun dreht der Partner sich um, und Sie massieren mit flüssigen, gleitenden Bewegungen (siehe Seite 14–15) seinen Rücken vom Steißbein bis zu den Schultern und zurück. Variieren Sie die Massage, indem Sie bis zum Hals gleiten und mit den Fingerspitzen auf die Kopfhaut drücken. Zum Schluss klopfen Sie mit den Handkanten über die Schultern. Sobald Ihr Partner völlig wach ist, liegt es an Ihnen, was als Nächstes geschieht!

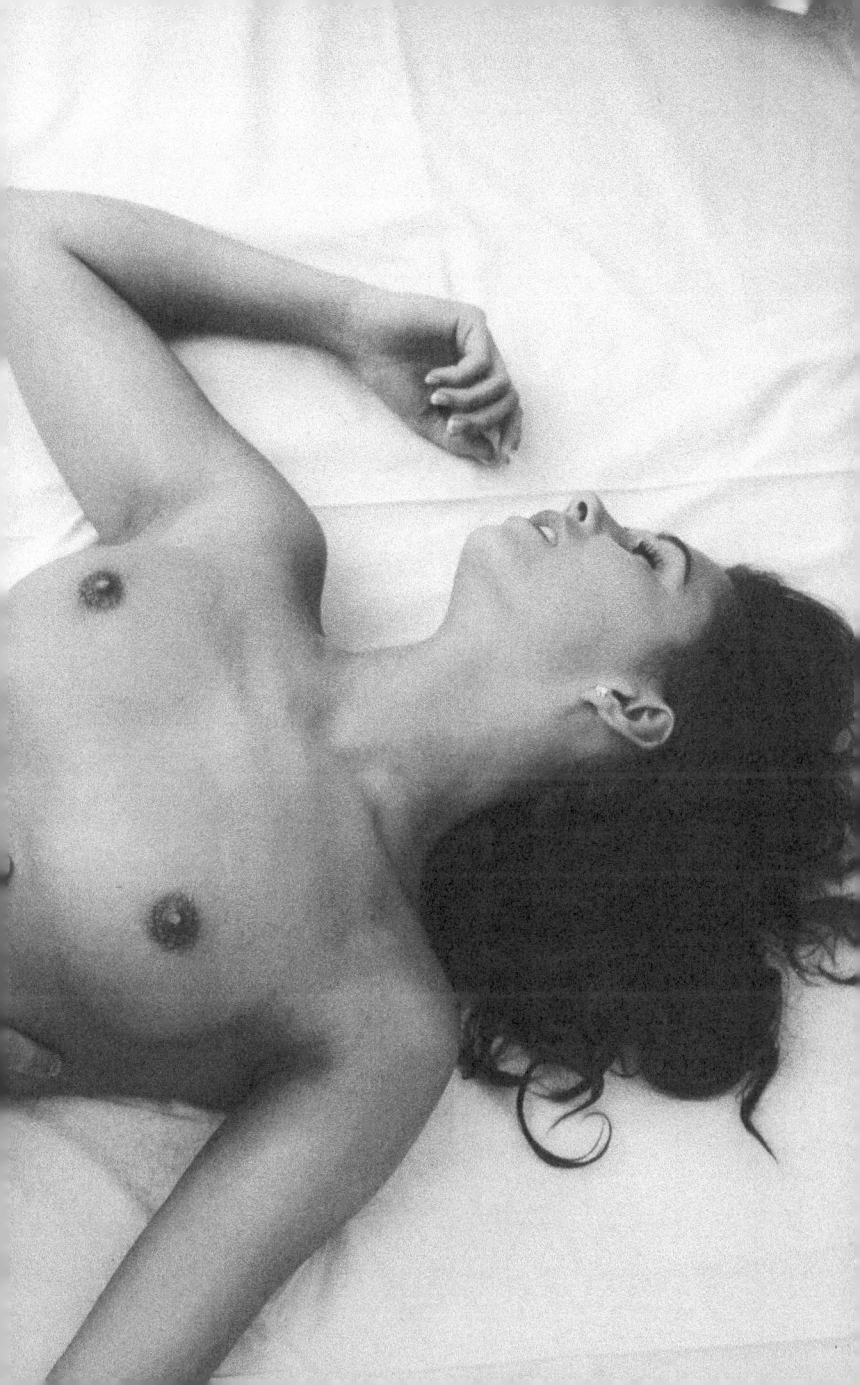

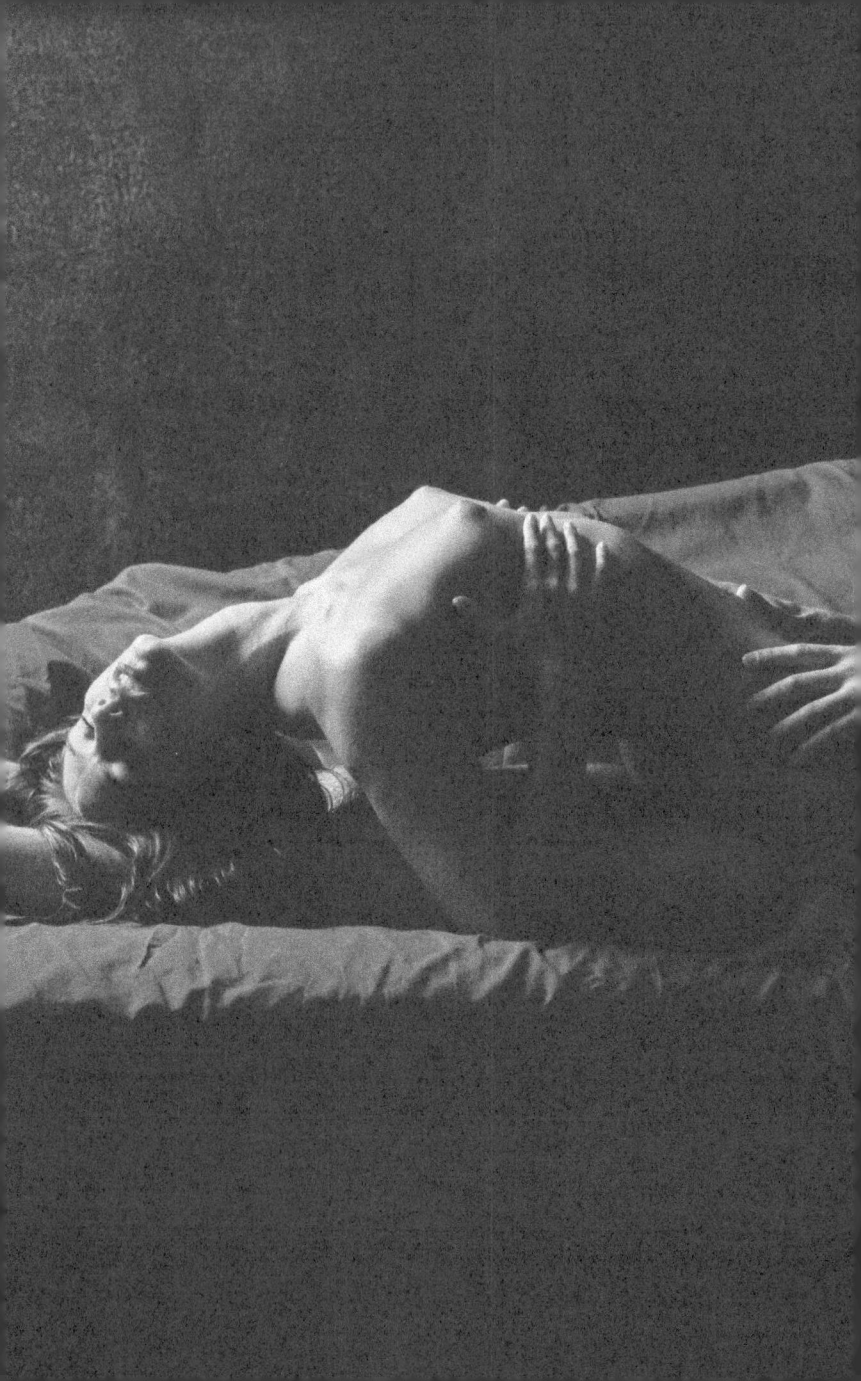

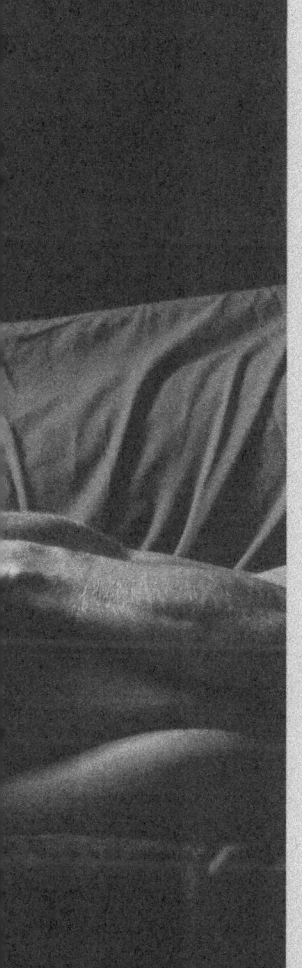

KAPITEL ZWEI

Erotische Berührung

Begeben Sie sich – buchstäblich – hinab zu den Grundlagen der erotischen Massage. Lernen Sie, die erogenen Zonen vom G-Punkt (oder P-Punkt) bis zur Klitoris oder zum Vorhautbändchen zu massieren. Entdecken Sie, wie Sie den Partner oder die Partnerin mit dem Penis oder der Vagina als Massage-Instrument noch heißer machen können – ohne Hände. Ich garantiere Ihnen, dass Ihr Vorspiel nie wieder sein wird, was es einmal war!

Was macht dich heiß?

In Kapitel eins haben Sie gelernt, offener über Berührungen zu reden und einander ohne Hemmungen anzufassen. Jetzt wird es erotischer – wir kommen zur Sache, genauer gesagt zu alldem, was Ihren Partner heißmacht. Manche Paare haben seit Jahren Sex, ohne zu wissen, dass sie oralen Sex in der 69er-Stellung am aufregendsten finden oder dass er es mag, wenn sie seinen Penis nicht schnell und kräftig, sondern langsam und sanft verwöhnt.

FRAGEN SIE!

Bei der folgenden Übung sind »alle Griffe erlaubt«, denn Sie wollen herausfinden, was Ihr Partner braucht und gerne möchte. Lesen Sie die Fragen zunächst laut vor, und antworten Sie nacheinander.

- Lässt du dich gerne massieren?
- Wann bist du zum ersten Mal erotisch berührt worden?
- Wie schätzt du deine Berührungsempfindlichkeit auf einer Skala von 1 bis 10 ein?
- Reagierst du schnell, wenn du berührt oder massiert wirst, oder brauchst du eine Weile, um dich zu entspannen und die Massage zu genießen?
- Massierst du gerne?
- Hält dich irgendetwas davon ab, Berührungen und Massage zu genießen?
- Berühren und massieren wir einander oft genug?
- Welche meiner Berührungen findest du besonders erotisch,

sinnlich oder erregend?

- Wie würde unsere Beziehung von mehr Berührungen und mehr Massage profitieren?
- Hättest du gerne mehr Berührungen und mehr Massage als Teil des Vorspiels?
- Möchtest du beim Sex massieren oder massiert werden?
- Würde dir gelegentlich eine erotische Massage anstelle von Sex Spaß machen?
- Welche Berührungen findest du entspannend und sinnlich?

Wenn Sie diesen Fragebogen zu nüchtern finden, machen Sie ein Spiel aus ihm. Tun Sie, als wären Sie beide jungfräulich und wollten lernen, einander zu berühren.

Oder schlüpfen Sie in die Rolle eines Sexualtherapeuten, wenn Sie die Fragen stellen. Rollenspiele machen Spaß und können Verlegenheit und Hemmungen abbauen.

DIE TAGESZEIT

Fragen Sie Ihren Partner, zu welcher Tageszeit ihn Sex am meisten reizt. Manche Menschen sind »Nachtigallen«, andere »Nachteulen«. Wenn Ihr Partner ein Morgenmuffel ist und auf den erotischen Weckruf (siehe Seite 49–50) nie anspricht, ist dies eine wichtige Information. Frauen werden manchmal auch vom Menstruationszyklus beeinflusst. Manche sind in der Mitte des Zyklus (während des Eisprungs) leicht erregbar, andere kurz vor oder nach der Periode. Frauen, wenn ihr nicht sicher seid, wann euere sexuelle Lust am größten ist, dann führt zwei oder drei Menstruationszyklen lang (oder länger) ein Tagebuch. Schreibt auf, wann ihr mehr an Sex denkt und wann ihr mehr sexuelle Fantasien und Träume habt, wann ihr am häufigsten masturbiert, wann die sexuelle Sensitivität am größten ist und wann ihr euch Sex mit dem Geliebten am meisten wünscht.

DER ORT

Fragen Sie Ihren Partner, wo genau er berührt werden möchte, und bitten Sie dann um Details. Verzichten Sie auf Vermutungen. Fragen Sie Ihre Partnerin, wo sie an der Klitoris berührt werden möchte (zum Beispiel direkt an der Spitze, an der Vorhaut; über der Knospe, rechts oder links von ihr). Fragen Sie Ihren Partner, wo er am Penis berührt werden möchte (zum Beispiel an der Wurzel, in der Mitte oder oben, an der Eichel oder überall). Erkundigen Sie sich auch nach den Hoden, dem Damm, der Vagina, dem G-Punkt, den Brüsten, den Brustwarzen und dem Po – und nach allen anderen erogenen Zone, die Sie und Ihr Partner sich vorstellen können!

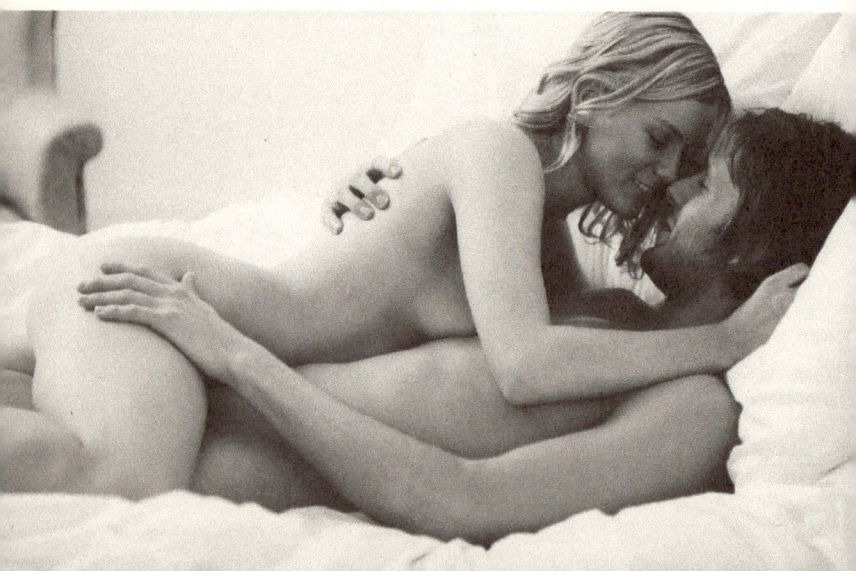

DRUCK UND TEMPO

Fragen Sie Ihren Partner, welchen Druck und welches Tempo er beim Berühren seiner erogenen Zonen mag. Wenn er beispielsweise langsame, sanfte Bewegungen am Penis genießt, fragen Sie ihn, ob und wann diese Bewegungen schneller und kräftiger werden sollen. Wenn die Partnerin eine G-Punkt-Massage lustvoll findet, erkundigen Sie sich, wie fest Sie drücken sollen und ob statischer Druck angenehmer ist als Bewegungen. Bitten Sie Ihren Partner, auf einer Skala von 1 bis 5 anzugeben, wie stark der Druck sein soll. 1 bedeutet: Die Fingerspitzen streifen nur die Haut. 5 bedeutet tiefen, durchdringenden Druck. Sammeln Sie Informationen über die einzelnen Techniken, die Ihrem Partner Spaß machen – jeden Tag die gleiche Berührung wäre doch langweilig.

DIE STELLUNG

Welche Stellung bevorzugt Ihr Partner, wenn Sie ihn berühren oder massieren? Manche Menschen finden nichts erregender als eine Genitalmassage oder oralen Sex im Stehen; andere wollen dabei ganz entspannt auf dem Bett liegen. Möchte Ihr Partner, dass Sie eine bestimmte Stellung einnehmen? Vielleicht macht es ihn heiß, wenn Sie beim oralen Sex knien und ihm den Rücken zuwenden, weil er dann Ihren Po bewundern kann.

SPEZIELLE WÜNSCHE

Viele Menschen haben sexuelle Lieblingsfantasien. Tauschen Sie Ihre Fantasien aus! Enthüllen Sie zuerst eine der Ihren, und bitten Sie dann den Partner, Ihrem Beispiel zu folgen. Es gibt viele. Hier sind einige Beispiele für Sexszenarios, von denen Menschen träumen:

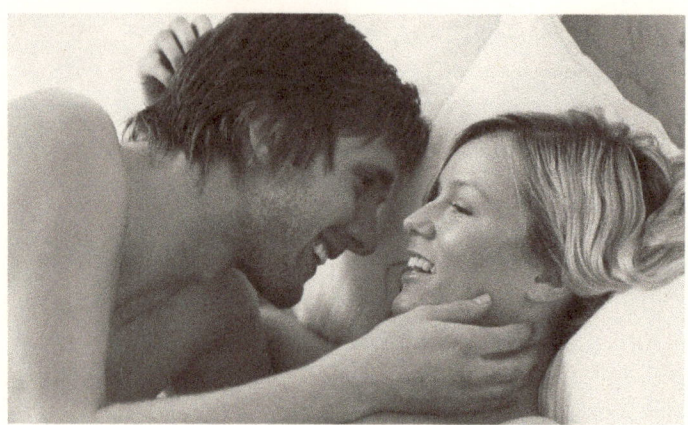

- heimliche Berührungen in der Öffentlichkeit (beispielsweise unter einem Tisch im Restaurant),
- Fesselspiele mit aufreizenden Berührungen,
- Experimente mit Sexspielzeugen, die unterschiedliche Empfindungen auslösen,
- oder eine neue Form der Massage, etwa Analmassage oder eine Massage, die von vier Händen verabreicht wird.

ES WIRD HEISSER

Nach dem Fragebogen zu den erotischen Berührungen setzen Sie das Gelernte in die Tat um. Massieren Sie Ihren Partner, und bitten Sie ihn, die Sinnlichkeit Ihrer Berührungen mit geflüsterten Worte zu bewerten: »Gut« (nicht erotisch), »Warm« (es wird langsam sexy) oder »Heiß« (der Gipfel der Sinnlichkeit). Auch der Gesichtsausdruck und die Körpersprache geben Hinweise auf Gefühle; aber Worte lassen Sie sofort wissen, ob Sie es genau richtig machen.

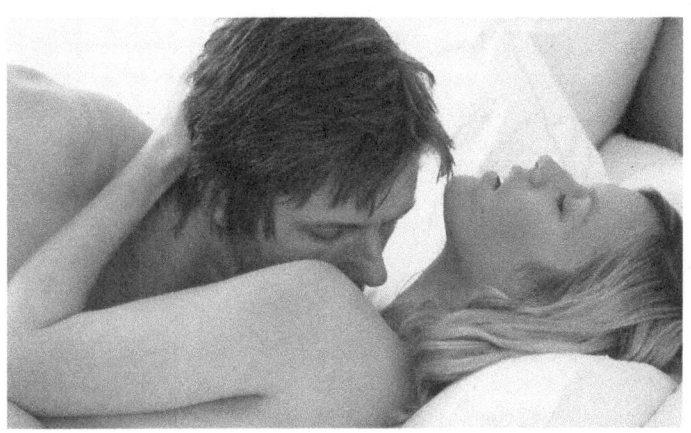

HEMMUNGEN ÜBERWINDEN

Wenn Ihr Partner eine Massage nicht sonderlich erotisch findet, sollten Sie behutsam versuchen, den Grund zu ermitteln. Hat er Hemmungen, wenn Sie einen bestimmten Körperteil berühren? Hat sie negative Erfahrungen mit Berührungen oder Massage, oder war beides in ihren früheren Beziehungen unüblich? Fragen Sie Ihren Partner, ob er die erotische Berührung erforschen will, und wenn ja, welche Ermutigung oder Stimulation er braucht.

Passen Sie sich seinen Bedürfnissen an. Wirkt eine langsame, sanfte, beruhigende Massage am besten? Wenn ja, probieren Sie die Tantra-Massage für ihn (siehe Seite 164–166) oder für sie (siehe Seite 162–163). Wenn ihm spielerische Berührungen Spaß machen, können Sie es mit einer schlüpfrigen Ölmassage (siehe Seite 101–103) versuchen.

Die erotische Spielzeugkiste

Sie können mit den Händen Wunder wirken, aber mit ein paar Requisiten wird erotische Berührung noch lustvoller. Es ist einfach, eine Kiste mit so genannten Spielzeugen und anderen alltäglichen Dingen zu füllen und diese auf ganz neue Weise zu benutzen, um einander zu erregen und zu stimulieren.

- Perlen: Ein Perlenband ist ein vielseitiges Massageinstrument. Sie kann das Band beispielsweise locker um den erigierten Penis des Partners schlingen und am Schaft reiben. Oder sie kniet auf allen vieren, und er zieht die Perlen über ihre Genitalien.
- Eis und Wasser: Streichen Sie mit einem Eiswürfel um die Brustwarzen der Partnerin (siehe rechts). Machen Sie dabei langsame, kreisförmige Bewegungen. Wenn die Brustwarzen hart sind, können Sie sie mit den Lippen und der Zunge wärmen. Verabreichen Sie Ihrem Partner eine Massage mit warmem Wasser: Gießen Sie warmes Wasser auf seinen Bauch oder seinen Po, wenn er in der Badewanne sitzt, oder verabreichen Sie ihm eine Genitalmassage mit einem kräftigen warmen Strahl aus dem Duschkopf.
- Federn: Die flüchtige Berührung einer Feder löst ein köstliches Gefühl auf der Haut aus und versetzt Sie auf subtile Weise in Erregung. Pfauenfedern sind eine gute Wahl, weil sie lang und biegsam sind.

- Schals: Ein Seidenschal kann ähnliche Empfindungen auslösen wie eine Feder. Sie können die Haut Ihres Partners reizen, indem Sie den Schal über seinen Körper gleiten lassen, und Sie können ihm damit die Augen verbinden (siehe Kasten).

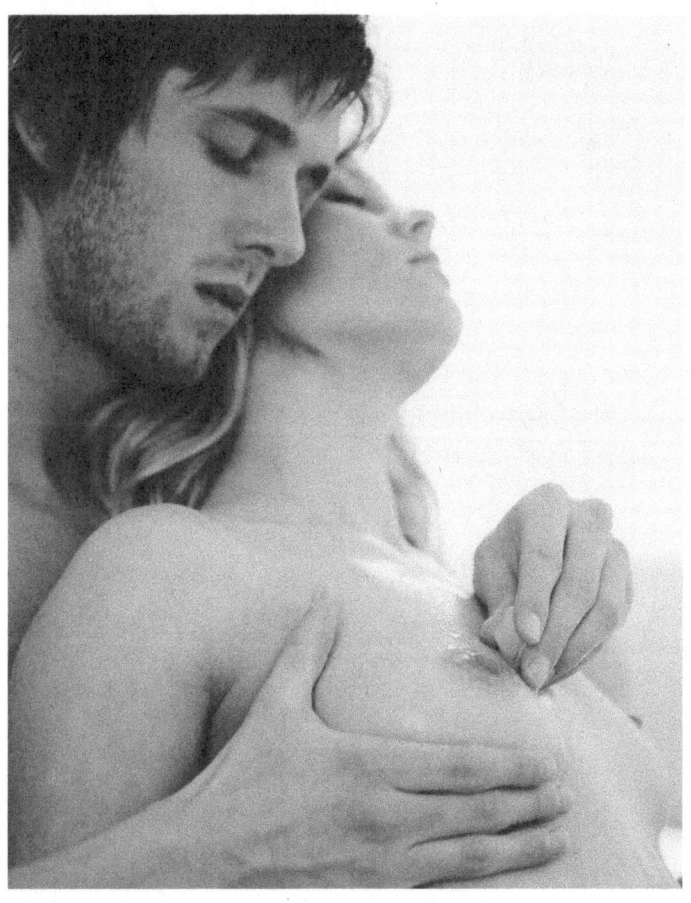

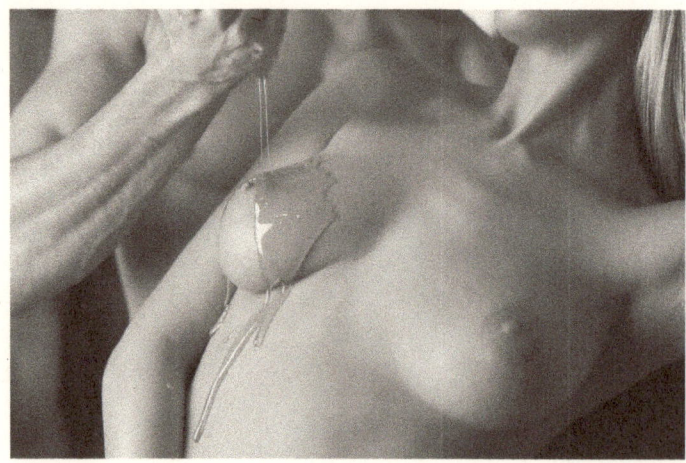

- Honig: Tröpfeln Sie Honig auf das Schlüsselbein, die Brüste (siehe oben) und auf den Bauch, so dass er sich im Nabel ansammelt und dann hinunter zu den Genitalien rinnt. Lecken Sie den Honig mit der Zunge ab – das ist zugleich eine sinnliche Massage.

VERBUNDENE AUGEN

Eine Augenmaske ist ein fantastisches Spielzeug. Natürlich erregt es den Partner, wenn er Ihnen bei der erotischen Massage zuschaut; sieht er jedoch nichts, sammelt er neue sinnliche Erfahrungen, die seine Erregung unglaublich steigern können. Wenn die Augen verbunden sind, nimmt er Berührungen viel deutlicher war. Außerdem weiß er, dass Sie jetzt dominieren, und das allein kann ein erstaunlicher Heißmacher sein. Zudem ist ein Partner, der nichts sieht, aufgeschlossener für Suggestionen – Sie können ihm also eine Fülle von wundervollen erotischen Bildern oder Fantasien vermitteln!

Erotische Fantasiewelten

Wenn Sie bei der Massage den Körper und den Geist Ihres Partners einbeziehen, können Sie damit transzendente Erfahrungen auslösen. Flüstern Sie ihm beim Massieren eine erotische Geschichte zu, oder beschreiben Sie eine Fantasie oder ein visualisiertes Bild – und auf einmal befinden Sie sich beide in einer glückseligen, privaten Welt.

GESCHICHTEN ERZÄHLEN

Ihre Fantasiegeschichte wird realer und erotischer, wenn Sie beide darin die Hauptrollen spielen und wenn Sie in der ersten Person und in der Gegenwartsform erzählen. Die Geschichte sollte Ihnen beiden gefallen; denn Sie wollen sich ja beim Erzählen wohlfühlen und Ihren Partner in eine imaginäre Welt entführen.

Beim Erzählen solcher Geschichten gelten die üblichen Regeln: Die Wirkung ist am größten, wenn Sie selbstsicher sprechen und viele erregende Details erwähnen. Angenommen, Sie berichten von einer nächtlichen Verführung am Strand. Dann sollten Sie Einzelheiten ausmalen, die alle fünf Sinne Ihres Partners erregen. Für seine Augen beschreiben Sie den verlassenen Strand, den Mond und die Bäume, unter denen Sie liegen. Für seinen Geruchs- und Geschmackssinn erwähnen Sie, wie salzig die Wasser- und Schweißperlen riechen und schmecken, die Sie von seinem Bauch ablecken. Für seinen Tastsinn fügen Sie hinzu, dass der Sand Ihre Haut kratzt, während Sie mit gespreizten Beinen über ihm knien. Und für seine Ohren lassen Sie die Wellen rauschen.

Zu einer guten Geschichte gehört eine gewisse Spannung – kommen Sie also nicht gleich zur Sache! Reizen Sie Ihren Partner, indem Sie ihn warten lassen. Bauen Sie sexuelle Spannung auf. Wenn Ihre Geschichte beispielsweise in einem Büro beginnt, beschreiben Sie zunächst die Blickkontakte und deuten Ihre Erregung nur an. Großartige Themen für Fantasiegeschichten sind Sex im Freien, Sex in der Öffentlichkeit, verbotener Sex und Warten auf sexuelle Belohnungen.

Benutzen Sie eindeutige Worte, wenn Ihre Geschichte heiß wird, damit Sie beide sich genau ausmalen können, was Sie tun. Zum Beispiel: »Ich schiebe einen Finger in dich hinein und küsse deine Schenkel.« Benutzen Sie eine Sprache, die Ihnen zusagt. Sie brauchen keine »schmutzigen Wörter« zu verwenden, wenn Sie nicht wollen – reden Sie ganz normal. Vielleicht schaffen Sie es sogar, die Massage dem Inhalt der Erzählung anzupassen.

Wenn es Ihnen schwerfällt, sich eine Fantasiegeschichte auszudenken, beschreiben Sie ein erotisches Erlebnis, das Sie beide einmal hatten. Oder fordern Sie Ihren Partner auf, Ihnen eine Rolle zuzuweisen: Ärztin, Lehrer, Prostituierte und so weiter. Es ist oft leichter, in eine Rolle zu schlüpfen, als sich selbst zu spielen. Manchmal überwinden Sie Hemmungen besser und haben mehr Ideen, wenn Sie in einer fremden Sprache oder mit einem Akzent sprechen.

DAS ZUHÖREN

Wenn Sie einer Fantasiegeschichte lauschen, legen Sie sich einfach hin und genießen die Berührungen und die imaginären Bilder. Gehen Sie möglichst ganz in der Geschichte auf: Visualisieren Sie die

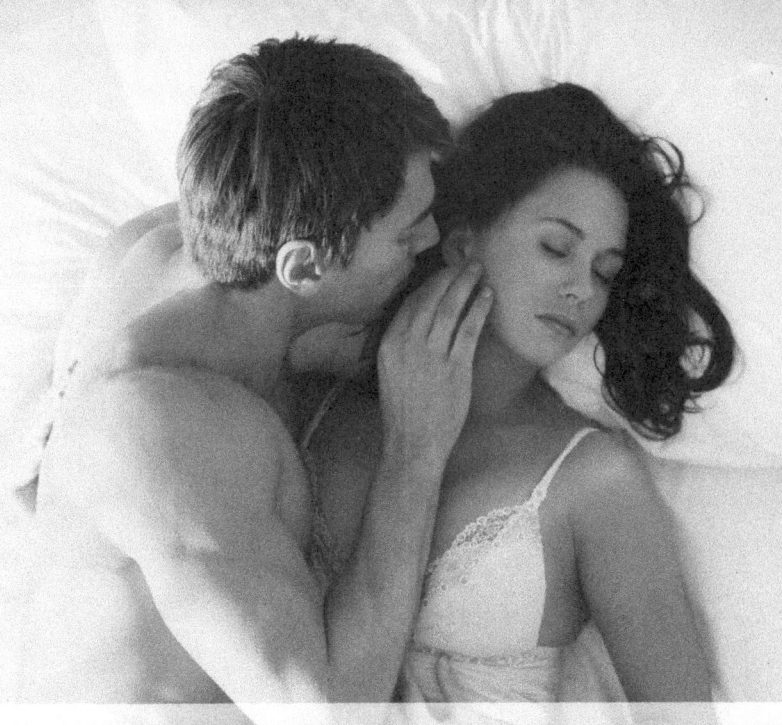

Bilder, Geräusche, Düfte und Empfindungen, die Ihr Partner für Sie kreiert. Lassen Sie Ihren Alltag weit hinter sich. Wenn Sie in eine Fantasiewelt abgleiten, können Sie das Geschnatter der Gedanken abschalten, das Sie üblicherweise plagt. Und sobald Ihr Geist in purer Erotik schwelgt, schließt Ihr Körper sich ihm an. Vor allem Frauen sagen, dass Fantasiegeschichten sie besonders stark erregen, so dass sie den Orgasmus leichter erreichen und intensiver empfinden.

Während Sie hingerissen zuhören, können Sie seufzen, stöhnen und immer wieder ein »Mmmm« einschieben. Loben Sie Ihren Partner, wenn die Geschichte Ihnen Spaß gemacht hat, und sagen Sie ihm, was Sie am stärksten erregt hat.

Glühend heiße Massage für sie

Genitalmassage ist ein besonderer Leckerbissen, weil Sie dabei alle erogenen Zonen langsam und lange verwöhnen. Dabei kann Ihre Partnerin völlig neue Empfindungen genießen, denn beim normalen Sex wird die Klitoris oft nur indirekt stimuliert, und die Vagina empfängt wahrscheinlich keinen langsamen, statischen Druck, sondern nur schnelle Stöße. Sorgen Sie dafür, dass Sie nicht gestört werden. Machen Sie es sich bequem, und erklären Sie Ihrer Partnerin, dass Sie ihr eine erotische Massage verabreichen werden, solange sie will – sie braucht sich nur genüsslich hinzulegen. Wie immer ist der Orgasmus nicht zwangsläufig das Ziel. Sollten Sie irgendwann dennoch zum Sex übergehen, denken Sie daran, dass Massageöl Kondome beschädigen kann.

1. Schritt **Ihre Partnerin legt sich hin (wenn sie keine andere Position vorzieht), Sie sitzen oder knien zwischen ihren Beinen. Legen Sie zuerst eine Hand auf ihre Genitalien und die andere zwischen ihre Brüste. Synchronisieren Sie Ihre Atmung, und spüren Sie, wie Sie durch die Hände mit der Partnerin verbunden sind.**

2. Schritt **Ölen Sie die Hände gut ein, und streichen Sie damit von hinten nach vorne über die Vulva. Dabei folgt eine Hand der anderen, so dass der Kontakt nie unterbrochen ist. Machen Sie lange, langsame Bewegungen, die auf dem Venushügel enden. Aus Gründen der Hygi-**

ene sollten Sie mit den Fingern dabei nicht den After berühren. Massieren Sie einige Minuten auf diese Weise.

3. Schritt Streichen Sie nun mit einer Fingerspitze über die Vulva, entweder mit dem Zeigefinger oder mit dem Mittelfinger. Lassen Sie ihn an der rechten Seite der Vulva hinauf bis zur Vorhaut der Klitoris und an der linken Seite zurückgleiten.

Tun Sie das und fragen Sie die Partnerin, ob sie stärkeren Druck wünscht. Bewegen Sie die Finger 2 oder 3 Minuten lang U-förmig, ohne die Klitoris oder deren Vorhaut zu berühren. Lassen Sie die Partnerin warten.

4. Schritt Zupfen Sie sanft an Büscheln ihres Schamhaares. Wenn es ihr gefällt, machen Sie auf dem ganzen Venushügel weiter und arbeiten sich dann hinunter zu den Schamlippen. Sie können die Schamlippen auch behutsam zwischen Daumen und Zeigefinger kneifen und ziehen, sofern die Partnerin positiv darauf reagiert.

5. Schritt Drücken Sie mit den Kuppen des Zeige- und Mittelfingers unmittelbar über der Klitorisvorhaut auf den Venushügel. Machen Sie langsame, kreisförmige Bewegungen, und nähern Sie sich der Klitoris immer mehr. Bevor Sie die Klitoris erreichen, streicheln Sie die Haut nur noch mit einer Fingerspitze. Beschreiben Sie damit mehrere langsame Kreise um die Vorhaut der Klitoris herum, zuerst im Uhrzeigersinn, dann in die andere Richtung.

Machen Sie einige Minuten so weiter. Variieren Sie dabei Tempo und Druck gemäß den Wünschen der Partnerin. Zum Schluss lassen Sie den Finger direkt auf die Klitoris oder ihre Vorhaut gleiten.

6. Schritt Jetzt stimulieren Sie die Klitoris und die Vagina. Schieben Sie einen oder mehrere gut eingeölte Finger in die Vagina (fragen Sie die Partnerin, was sich gut anfühlt) und dann sanft hin und her. Erforschen und liebkosen Sie die Wand der Vagina.

7. Schritt Experimentieren Sie nun mit einigen anderen Fingerbewegungen. Wenn Sie zwei Finger in der Vagina haben, reiben Sie sie aneinander. Versuchen Sie, statischen Druck auf die vordere Wand der Vagina auszuüben – dort befindet sich der G-Punkt (siehe Seite 88–89) –, und streicheln Sie mit der anderen Hand die Klitoris.

Um die Vagina und die Klitoris gleichzeitig zu stimulieren, können Sie auch den Daumen in die Vagina schieben und die anderen Finger auf die Klitoris legen. Schaukeln Sie dann mit der Hand, so dass der Daumen sich in der Vagina hin und her bewegt.

Glühend heiße Massage für ihn

Wie die Frauen neigen auch die Männer zu vertrauten Methoden der Selbstbefriedigung, die mit Sicherheit zum Orgasmus führen. Daran ist nichts auszusetzen; aber Gewohnheiten können mit der Zeit Gefühle abstumpfen. Darum ist es äußerst erotisch, den Penis Ihres Partners einmal ganz anders zu verwöhnen – so wie er es nicht tun würde. Achten Sie darauf, dass er es bequem hat. Wenn er mehrere Kissen unter den Rücken schiebt, ist er halb aufgerichtet und kann genau sehen, was Sie tun – das macht ihn noch heißer. Sagen Sie ihm, dass Sie ihn nicht masturbieren, sondern massieren wollen und dass ein Orgasmus erlaubt, aber nicht notwendig ist. Sollten Sie nach der Massage Sex haben, denken Sie daran, dass Massageöl Kondome beschädigen kann.

1. Schritt **Nehmen Sie den Penis und die Hoden in eine Hand – die Finger sind gespreizt und zeigen zu seinen Füßen –, und gießen Sie mit der anderen Hand Öl über den Rücken der massierenden Hand. Das Öl tropft zwischen den Fingern hindurch und macht seine Genitalien herrlich schlüpfrig, so dass die Massage für Sie einfacher und für ihn lustvoller wird. Streichen Sie nun mit den Händen in langen, fließenden Bewegungen über die Hoden und den Penis. Dabei folgt eine Hand der anderen. Ziehen Sie dabei die Hoden und den Penis behutsam in Richtung Kopf.**

2. Schritt **Packen Sie den Penis mit der Hand, und drücken Sie ihn behutsam in der Faust. Benutzen Sie, wenn nötig, beide Hände, eine Faust über der anderen. Pumpen Sie rhythmisch, und variieren Sie den Druck. Diese Massage mit einer Hand oder bei den Händen imitiert den Druck der Beckenbodenmuskeln auf den Penis beim Sex.**

3. Schritt **Das Vorhautbändchen (Frenulum) an der Unterseite der Eichel ist ein besonders empfindlicher Punkt.**

Halten Sie den Schaft unten mit einer Hand, und beschreiben Sie mit dem Daumen der anderen Hand kleine Kreise auf dem Bändchen. Sie können das Vorhautbändchen auch zwischen Daumen und Zeigefinger kneifen und reiben.

4. Schritt **Verschränken Sie die Finger, und legen Sie die Hände um den Penis. Die Handballen sollten sich an der Unterseite des Penis treffen. Der Schaft liegt nun eng umschlossen in der Röhre, die Ihre Hände bilden. Ihre Daumen zeigen nach oben, so dass ihre Kuppen auf dem Bändchen liegen. Bewegen Sie nun die Hände am Penis mit festem Griff und dennoch behutsam auf und ab. Variieren Sie das Tempo nach den Wünschen des Partners.**

5. Schritt **Achten Sie darauf, dass der Penis schlüpfrig ist, und nehmen Sie ihn in die Hände. Eine Faust liegt über der anderen. Drehen Sie dann die untere Hand im Uhrzeigersinn und die obere Hand in die Gegenrichtung. Behalten Sie den festen Griff bei, und experimentieren Sie mit unterschiedlichen Geschwindigkeiten.**

Sie können die Drehungen mit einer gleichzeitigen Auf-und-ab-Bewegung kombinieren. Richten Sie sich nach den Reaktionen Ihres Partners und variieren Sie das Tempo entsprechend.

6. Schritt Packen Sie den Penis mit einer Hand, und ziehen Sie die Vorhaut hinunter und hinauf. Dies ist die übliche Masturbationsmethode der meisten Männer. Der Unterschied ist, dass Sie die andere Handfläche auf die Eichelspitze legen, so dass diese bei jeder Bewegung nach oben sanft an Ihre Hand stößt.

7. Schritt Diese Massage gleicht ein wenig dem Entsaften einer Zitrone mit einer Presse. Ziehen Sie die Vorhaut mit einer Hand nach unten; halten Sie den Penis knapp unter der Eichel mit der anderen Hand fest, und bewegen Sie diese nach rechts und links und zugleich auf und ab.

Der ultimative Scharfmacher

Mit dieser erotischen Massage können Sie Ihren Partner necken und stimulieren – und im Nu heißmachen. Wichtig ist, dass Ihr Mund oder Ihre Hände sich nicht den Genitalien nähern. Zum Schluss wird er darum betteln, dass Sie ihn überall berühren, und Sie können ihn mit den Massagetechniken verwöhnen, die Sie gelernt haben. Es lohnt sich, darauf zu warten!

Setzen oder stellen Sie sich ganz nah an den Partner, und nehmen Sie sein Ohrläppchen zwischen Daumen und Zeigefinger. Liebkosen, ziehen und streicheln Sie es sehr sanft. Fahren Sie nun

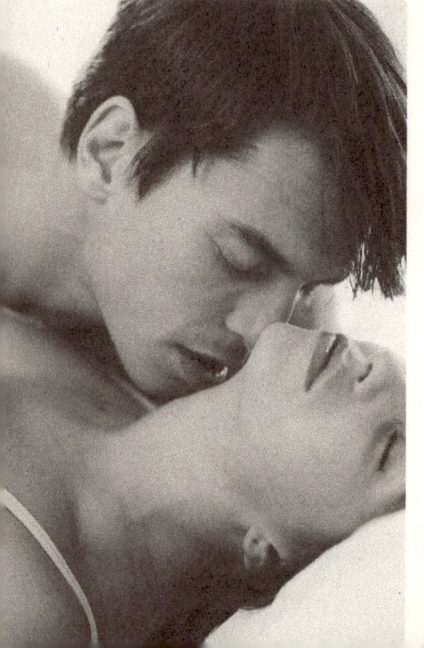
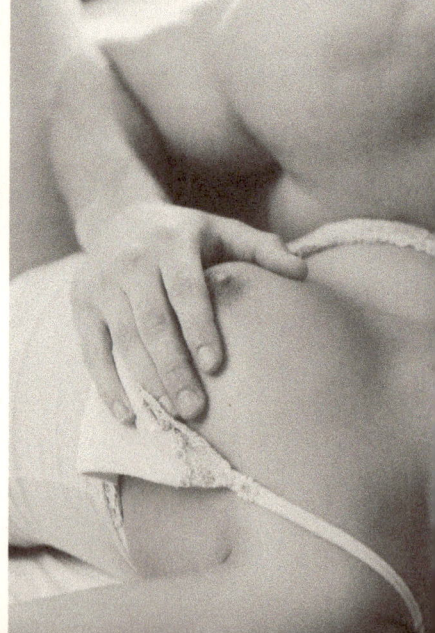

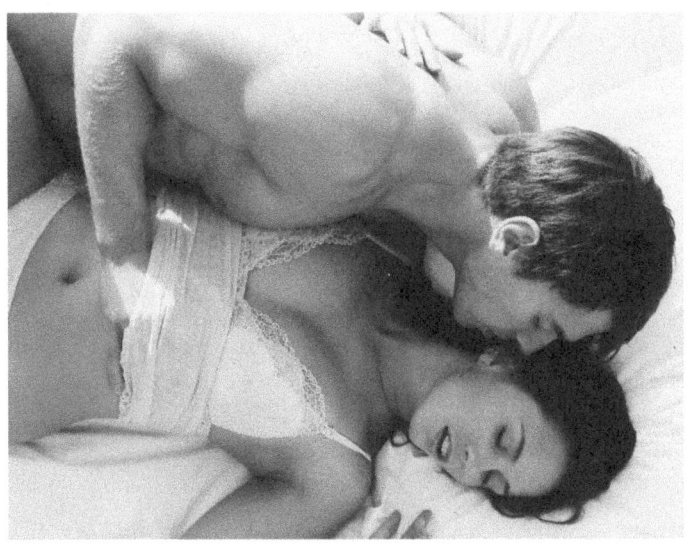

mit der Spitze Ihres Zeigefingers mehrere Male um die Ohrmuschel herum. Folgen Sie dann behutsam den Kurven und Windungen in der Ohrmuschel.

Küssen Sie nur sanft die Schläfe und die Umgebung des Ohrs. Die Küsse sollten federleicht und kaum hörbar sein. Saugen und knabbern Sie behutsam am Ohrläppchen. Um die Erotik noch zu steigern, können Sie gleichzeitig die Brustwarzen stimulieren. Erkunden Sie dann ganz sacht die innere Ohrmuschel mit der Zungenspitze. Atmen Sie so leicht, dass Ihr Atem das Ohr des Partners streichelt. Zum Schluss drücken Sie eine Reihe von köstlichen, federleichten Küssen zwischen Ohr und Hals. Arbeiten Sie sich langsam und genüsslich nach unten. Jetzt ist Ihr Partner für die glühend heiße Massage bereit (siehe Seite 66–71).

Die wollüstige Vagina

Obwohl die Hände zu sinnlichen Bewegungen aller Art fähig sind, ist es ein unvergleichlicher Genuss, von der Vulva und der Vagina massiert zu werden – sie mag weniger geschickt sein, aber dafür ist sie umso sinnlicher. Viele Männer halten dies für die ultimative Massage, weil sie es äußerst erregend finden, dass die Frau dabei die dominierende Rolle spielt.

ÄUSSERE MASSAGE

Achten Sie darauf, dass Ihre Vulva schlüpfrig ist. Verteilen Sie ein wenig Öl oder Gleitmittel auf dem Bauch und dem Brustkorb des Partners. Lassen Sie sich dann über dem Partner auf allen vieren nieder, so dass Ihre Genitalien seine Haut streifen. Gleiten Sie nun langsam auf dem Körper des Partners nach oben. Wenn Sie wollen, können Sie das Becken bis zu seinem Mund schieben. Allerdings geht es hier nicht darum, stimuliert zu werden, sondern darum, ihm anhaltenden Lustgewinn zu verschaffen.

Gleiten Sie dann langsam zurück, und reiben Sie wieder Ihre Genitalien an ihm. Packen Sie seinen Penis, und reiben Sie die Eichel sanft an Ihrer Vulva entlang. Wenn Sie beide wollen, können Sie dann zur inneren Massage übergehen.

INNERE MASSAGE

Lassen Sie sich auf den erigierten Penis Ihres Partners sinken. Halten Sie ein paar Sekunden still. Kontrahieren Sie die Scheidenmuskeln so kräftig wie möglich, so dass er den festen Griff spürt, und entspannen Sie sich dann. Tun Sie das mehrere Male. Kontrahieren Sie nun Ihre Scheidenmuskeln, und bewegen Sie sich auf dem Penis auf und ab. Wenn Sie die Eichel erreicht haben, entspannen Sie sich und sinken wieder nach unten. Machen Sie weiter. Kontrahieren und lockern Sie die Scheidenmuskeln, während der Penis ganz in Ihnen steckt.

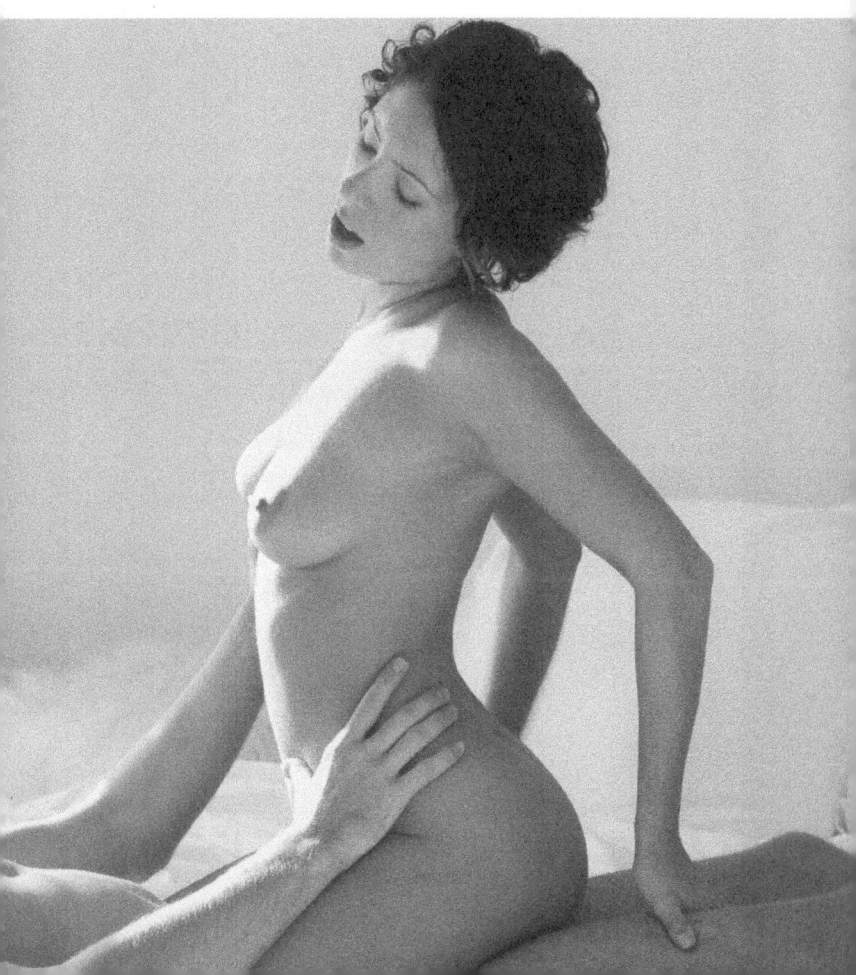

SCHEIDENTRAINING

Diese Übung macht Ihre Scheidenmuskeln topfit. Stecken Sie einen Finger in die Vagina, und versuchen Sie, ihn durch Muskelkontraktion festzuhalten. Legen Sie dabei eine Hand auf den Bauch – er sollte locker bleiben. Spannen Sie diese Muskeln einen Monat lang täglich zweimal an, so stark Sie können. Warten Sie eine Weile, und entspannen Sie sich dann langsam. Wiederholen Sie die Übung viermal. Es ist hilfreich, wenn Sie dabei einen Lift visualisieren, der durch drei Stockwerke auf und ab fährt. Wenn Ihre Scheidenmuskeln stärker werden, fügen Sie weitere Etagen hinzu.

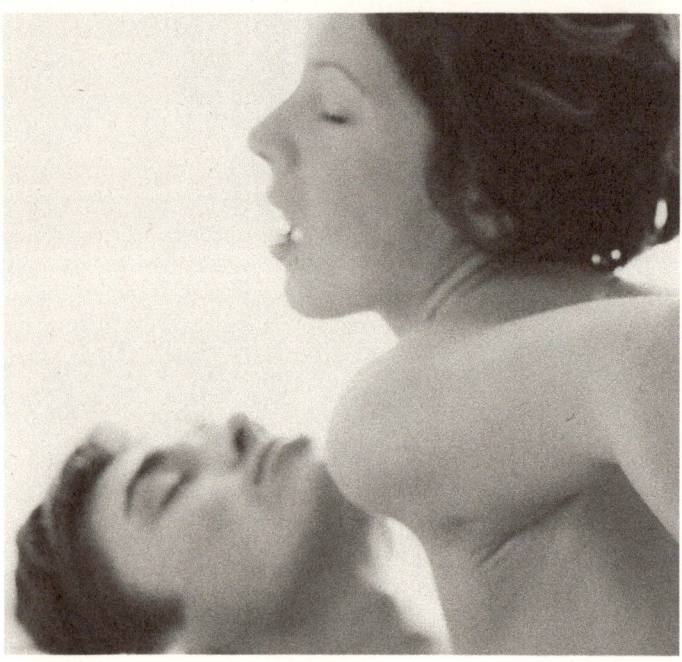

Der verspielte Penis

Unterdrücken Sie beim nächsten Liebesspiel den Wunsch zu ejakulieren, und stellen Sie sich stattdessen vor, dass Ihr Penis ein Massagestab ist, der die Partnerin innen und außen liebkost. Wenn Sie das schaffen, können Sie sich neue Verwendungen für den Penis ausdenken, anstatt sich wie die meisten Männer mit schnellen, rhythmischen Stößen zu begnügen.

ÄUSSERE MASSAGE

Reiben Sie den Penis mit einem Gleitmittel ein – er muss schlüpfrig sein, damit er gut über die Haut rutscht. Legen Sie sich über die Partnerin, und bewegen Sie die Hüften so, dass der Penis über ihren Bauch, ihre Brüste und ihre Brustwarzen gleitet. Denken Sie daran, dass Sie der Partnerin Lust bereiten und nicht Ihre eigene Erregung steigern wollen.

Halten Sie den Penis nun mit einer Hand, und stützen Sie sich auf die andere Hand. Reiben Sie die Eichel mehrere Male der Länge nach über die Vulva der Partnerin, ohne einzudringen. Massieren Sie dann ihre Klitoris mit der Eichel. Variieren Sie Ihre Bewegungen: schnelle, leichte Stupser nach vorne und hinten auf der Klitoris, langsame Kreise in ihrer Umgebung und danach fester, statischer Druck.

Wenn Ihre Partnerin sehr erregt ist, lassen Sie die Eichel von ihrer Klitoris weggleiten und dringen in die Vagina ein. Machen Sie winzige Stöße, so dass nur ein kleiner Teil des Gliedes eindringt. Fahren Sie damit fort, so lange Sie es aushalten – oder so lange die

Partnerin es erträgt –, und dringen Sie dann vollständig ein. Halten Sie nun einige lange Augenblicke still. Schmiegen Sie sich an Ihre Partnerin, und synchronisieren Sie Ihre Atmung mit ihr. Konzentrieren Sie sich auf das Gefühl der Zusammengehörigkeit zwischen Ihnen beiden. Gehen Sie dann zur inneren Massage über, wenn Sie es beide wollen.

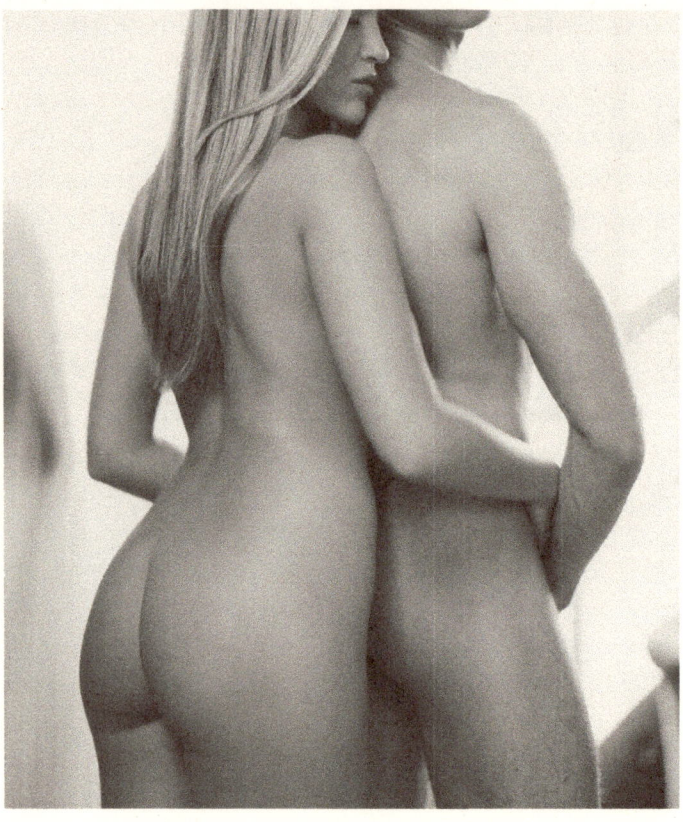

INNERE MASSAGE

Wenn Sie bereit sind, machen Sie sehr langsame Stöße, so dass Sie beide Ihre gleichermaßen subtilen wie intensiven Empfindungen auskosten können. Ziehen Sie den Penis immer wieder heraus, und massieren Sie mit ihm die Klitoris. Experimentieren Sie mit unterschiedlichen Bewegungen in der Vagina.

Dringen Sie in ungewöhnlichen Winkeln ein, so dass das Glied mehr die rechte oder linke Scheidenwand stimuliert. Bewegen Sie die Hüften seitwärts anstatt auf und ab. Wenn Sie zu erregt werden, hören Sie auf und stimulieren die Partnerin mit den Händen.

PENISTRAINING

Wie die Vagina wird auch ein trainierter Penis stärker. Wenn Sie diese Übungen regelmäßig machen, fällt es Ihnen zudem leichter, die Ejakulation zu verzögern. Spannen Sie zunächst den Penis so an, dass das Glied zuckt – zehnmal möglichst rasch. Machen Sie diese Übung dreimal am Tag. Stellen Sie sich dann vor, vorne an Ihrem erigierten Penis hänge eine Flagge. Heben Sie die Flagge stufenweise hoch: ein wenig heben, anhalten; etwas höher heben, anhalten; so hoch wie möglich heben. Wenn die Muskeln vollständig kontrahiert sind, halten Sie die Spannung eine Weile und lockern Sie sie dann allmählich wieder phasenweise. Machen Sie diese kräftigende Übung mindestens zweimal am Tag.

Mundmassage für sie

Liebespaare schieben den Oralsex oft zwischen den Küssen und Liebkosungen des Vorspiels und des Geschlechtsverkehrs ein – er ist ja eine großartige Methode, die Erregung zu steigern. Doch anstatt den oralen Sex auf wenige Minuten während des Vorspiels zu beschränken, sollten Sie eine Mundmassage für sich allein als sexuelles Geschenk betrachten, das Sie geben und nehmen.

DAS AUFWÄRMEN

Ihre Partnerin legt sich bequem auf den Rücken, Sie knien zwischen ihren Beinen und küssen ihren Nabel. Dringen Sie mit der Zungenspitze ein, und lecken Sie Kreise um den Nabel herum – damit deuten Sie den bevorstehenden oralen Sex an. Küssen, schnuppern und lecken Sie in einer Linie vom Nabel bis zum Schamhaar. Legen

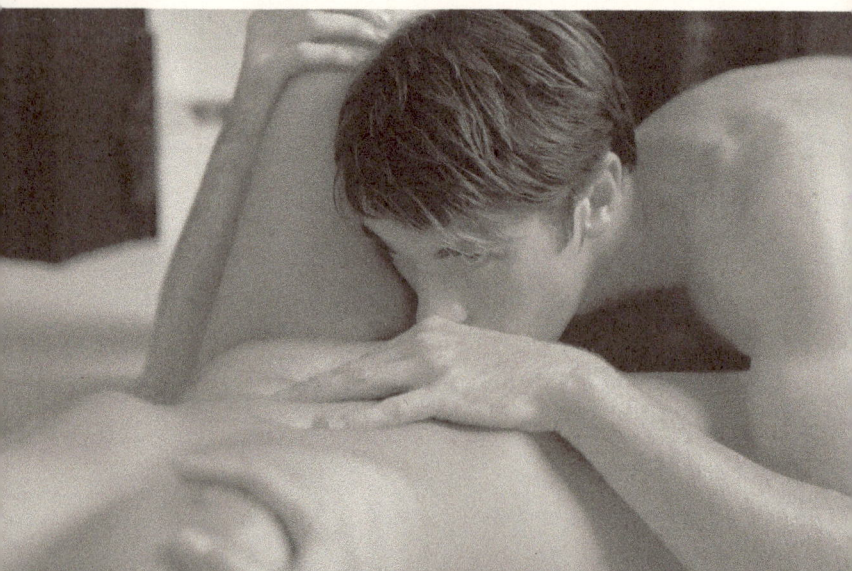

Sie oberhalb der Klitoris eine Pause ein, und drücken Sie dann die Lippen ganz langsam und sacht auf die Knospe. Atmen Sie langsam und sanft, als wollten Sie ein Fenster anhauchen – sie spürt dies als sinnliche, sich ausbreitende Wärme.

KLITORIS-STIMULATION

Umkreisen Sie die Klitoris mit der Zungenspitze, zuerst im Uhrzeigersinn, dann in die andere Richtung. Versuchen Sie, die Partnerin zu reizen und in immer größere Erregung zu versetzen, ohne die Klitoris direkt zu stimulieren. Lecken Sie die Vulva behutsam der Länge nach, aber machen Sie am Scheideneingang mit festen, wirbelnden Bewegungen eine Pause. Um die Klitoris direkt zu stimulieren, saugen Sie an ihrer Spitze. Dann, immer noch saugend, beschreiben Sie mit der Zungenspitze oder mit dem flachen Teil der Zunge langsame, feste Kreise auf der Klitoris oder um sie herum. Züngeln Sie auch rasch über die Klitoris. Wenn die Partnerin erregter wird, steigern Sie das Tempo und behalten einen regelmäßigen Rhythmus bei.

DIE QUELLE DES LEBENS

In der Tradition des Tantra (siehe Seite 148) gilt die *Yoni* (das weibliche Genital) als heiliger Ort, als Geburtsstätte der Göttin und Quelle des Lebens. Wenn Sie Ihre Partnerin mit dem Mund massieren, können Sie sich vorstellen, aus dieser Quelle zu trinken. Konzentrieren Sie sich auf die einzigartigen Aromen Ihrer Partnerin, genießen Sie ihre Düfte, und sagen Sie ihr, wie gut sie schmeckt. Gehen Sie ganz in der Lust auf, die Sie der Partnerin bereiten und von ihr empfangen.

Mundmassage für ihn

Das Großartige am oralen Sex ist unter anderem, dass der Mund zum Massieren wie geschaffen ist: Er ist warm und weich, die Zunge kann vielfältige Empfindungen auslösen – und er ist von Natur aus schlüpfrig.

DAS AUFWÄRMEN

Mit dieser Technik versetzen Sie den Partner rasch in Erregung. Nehmen Sie die Wurzel des schlaffen Penis in den Mund, und saugen Sie kräftig. Dadurch schießt Blut in das Glied, und selbst wenn die Erektion unvollständig ist, genügt sie für eine Mundmassage. Halten Sie den Penis an der Wurzel, und lecken Sie von der Mitte bis zur Eichelspitze. Machen Sie die Zunge breit und flach, als wollten Sie Eiscreme lecken.

LECKTECHNIKEN

Wenn er eine solide Erektion hat, drücken Sie die Eichel an seinen Bauch und lecken die Unterseite des Gliedes, indem Sie den Kopf rasch von einer Seite zur anderen drehen. Streichen Sie dann mit der Zungenspitze schnell über das empfindliche Vorhautbändchen. Nehmen Sie nun die ganze Eichel und einen möglichst großen Teil des Gliedes in den Mund.

DIE TECHNIK DER ZWEI RINGE

Umfassen Sie den Penis knapp unterhalb Ihrer Lippen mit Daumen und Zeigefinger. Der erste Ring ist locker, weil er aus Ihren Lippen

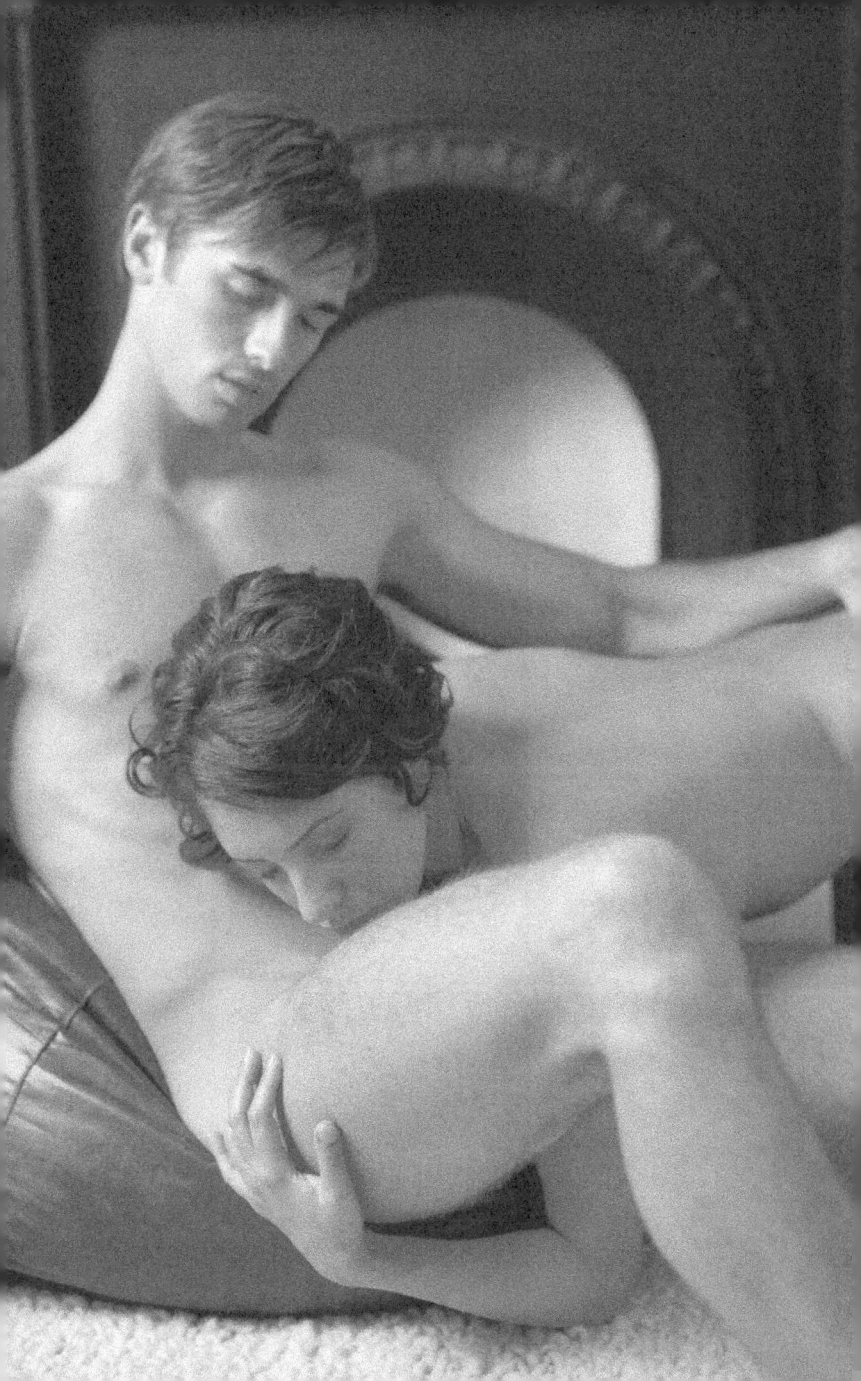

besteht. Der Zweite ist fester, weil Sie dafür Ihre Finger verwenden. Diese Kombination aus weich und hart wirkt sehr erregend. Bewegen Sie beide Ringe gleichzeitig über seiner Eichel auf und ab. Wechseln Sie zwischen langsamen und flotten Bewegungen ab. Bewegen Sie dann den Mund auf und ab, während Daumen und Zeigefinger die Haut in der Mitte des Schafts drehen und nach unten und oben schieben.

EIERTANZ

Diese erotische Mundmassage kann auch die Hoden einschließen. Die meisten Männer genießen diese Stimulation. Experimentieren Sie, um herauszufinden, was Ihr Partner mag, und bitten Sie ihn um Feedback. Lecken und küssen Sie jeden Teil des Hodensacks – auch unter den Hoden – behutsam mit der Zungenspitze. Oder saugen Sie sanft an den Hoden. Bilden Sie mit Daumen und Zeigefinger einen Ring oben um einen Hoden, und schieben Sie ihn vorsichtig in den Mund. Manche Männer genießen es, wenn die Partnerin dabei ein summendes Geräusch macht.

Der erotische Po

Sie können vielfältige Empfindungen auslösen, wenn Sie den Po des Partners berühren. Schon eine ganz sanfte Berührung kann ein köstliches Schaudern hervorrufen. Ein fester Griff kann Verspannungen bis in die Tiefe dahinschmelzen lassen. Und das Streicheln

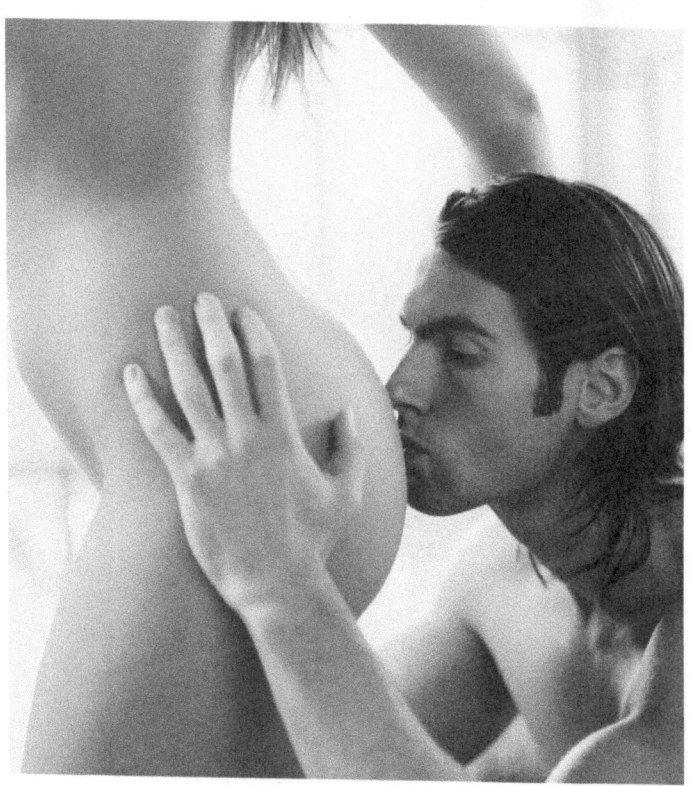

des Damms (zwischen Anus und Penis/Vagina) kann eine Schnellstraße zur sexuellen Erregung sein.

DAS AUFWÄRMEN

Beginnen Sie die Massage mit einer leichten, aufreizenden Berührung: Streifen Sie sacht mit den Fingerspitzen oder Nägeln über
den Po. Wenn Sie langes Haar haben, lassen Sie sich auf alle viere
nieder und streichen damit über
das ganze Gesäß. Auch
eine rasierte

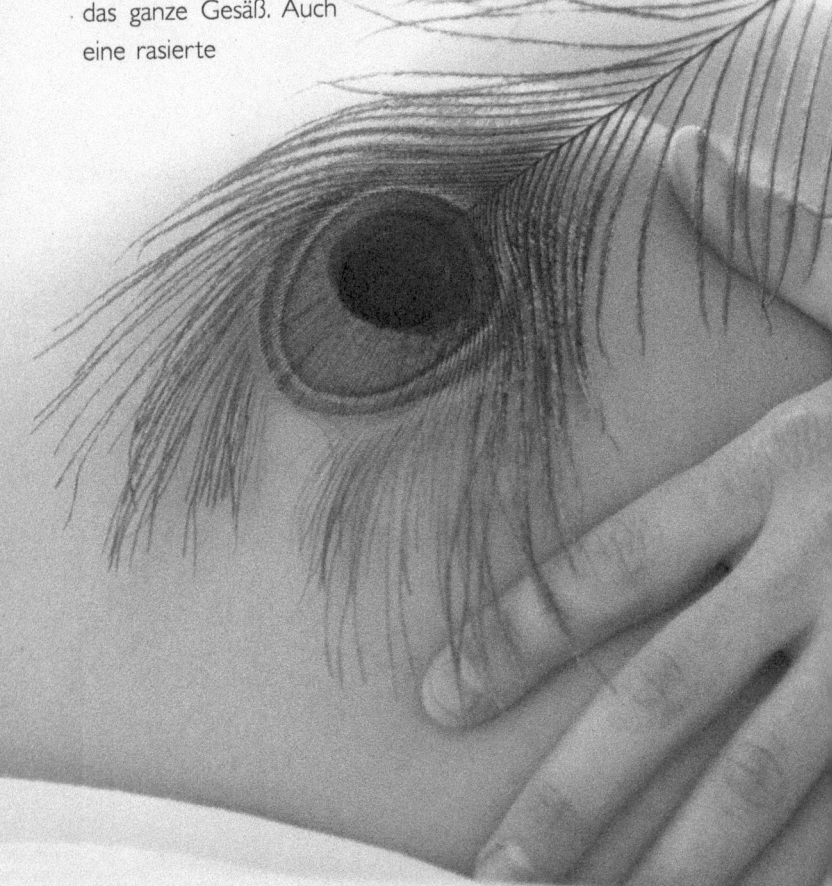

Kopfhaut löst faszinierende Empfindungen aus. Sie können auch Ihre erotische Spielzeugkiste (siehe Seite 60–62) öffnen und einen Gegenstand auswählen, zum Beispiel einen Pinsel oder einen Seidenschal, um damit die Haut zu kitzeln und zu stimulieren.

TIEFE MASSAGE

Reiben Sie nun den Po des Partners mit Öl ein, und massieren Sie die großen Muskeln durch Kneten, Drücken, Daumendruck und Knöcheln (siehe Seite 14–18). Die Hände eignen sich am besten dafür, tief entspannende und sinnliche Empfindungen in den Gesäßmuskeln auszulösen; aber wenn Sie einander heißmachen wollen, können Sie auch den Mund und die Brüste benutzen. Männer: Kneifen Sie den Po der Partnerin, saugen und knabbern Sie daran. Frauen: Ölen Sie die Brüste ein, und lassen Sie sie auf den Beinen, dem Po und dem Rücken nach oben und wieder zurückgleiten.

KLAPSE

Viele Männer und Frauen genießen es, wenn man ihnen den Hintern »versohlt«. Ein gut gezielter Klaps sollte auf den Muskeln in der Mitte des Gesäßes landen. Eine flache Hand schlägt härter, eine leicht gewölbte sanfter.

DAMM-MASSAGE

Wenn eine Damm-Massage Ihrem Partner Spaß macht, ölen Sie Ihre Finger ein und machen lange Bewegungen. Männer: Berühren Sie aus hygienischen Gründen nicht den After und dann die Vagina. Sie können den After behutsam umkreisen, denn er ist reich an Nervenenden.

G-Punkt-Massage für sie

Der G-Punkt ist eine einzigartige erogene Zone. Manche Frauen wissen genau, wo er sich befindet, andere haben keine Ahnung, und einige wissen nur, dass Druck auf die vordere Scheidenwand sich gut anfühlt. Rechnen Sie also nicht damit, dass Sie nur auf einen Knopf zu drücken brauchen, um die Partnerin sofort in höchste Erregung zu versetzen – Sie müssen experimentieren. Zudem sollte sie schon vor der Massage stark erregt sein.

DIE STIMULATION DES G-PUNKTS

Beginnen Sie mit einer Genitalmassage (siehe Seite 66–68). Wenn die Partnerin erregt ist, schieben Sie behutsam den Zeige- und Mit-

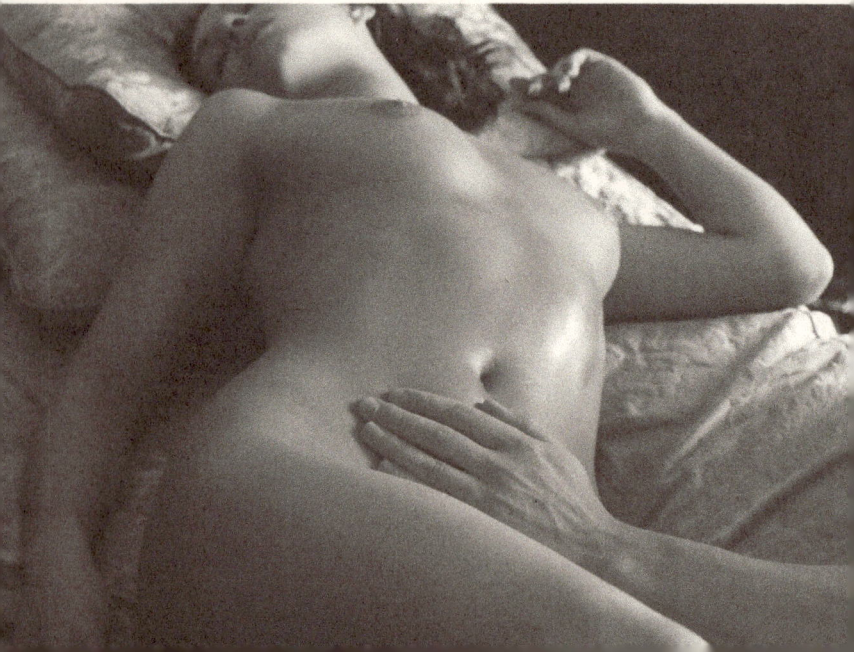

telfinger in die Vagina und streicheln mit den Fingerspitzen deren vordere Wand. Wenn Sie
einen Knoten, einen Grat oder
einen Vorsprung spüren, biegen Sie die Finger wie bei der
»Komm-her«-Geste und streicheln diesen Punkt vorsichtig.
Steigern Sie den Druck allmählich.

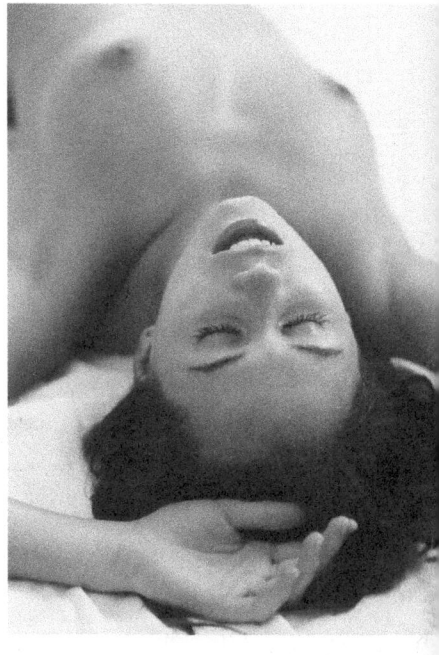

Manche Frauen haben bei
der G-Punkt-Massage zunächst
das Gefühl, urinieren zu müssen; aber das legt sich schnell.
Vielleicht findet Ihre Partnerin
es besonders lustvoll, wenn Sie
mit der anderen Hand gleich-
zeitig sanft die Klitoris massieren oder fest auf den Bauch drücken.
Versuchen Sie es, aber achten Sie auf ihre Reaktionen.

WO LIEGT DER G-PUNKT?

Es macht Spaß, den G-Punkt Ihrer Partnerin zu suchen; aber wenn es
Ihnen schwerfällt, sollten Sie etwas über Anatomie lernen. Der Punkt
liegt an der vorderen Scheidenwand und schwillt während der sexuellen Erregung an. Er ist rund und erbsengroß und ragt aus der Scheidenwand hervor. Er kann sich knapp hinter dem Schambein oder
weiter oben in der Nähe des Gebärmutterhalses befinden.

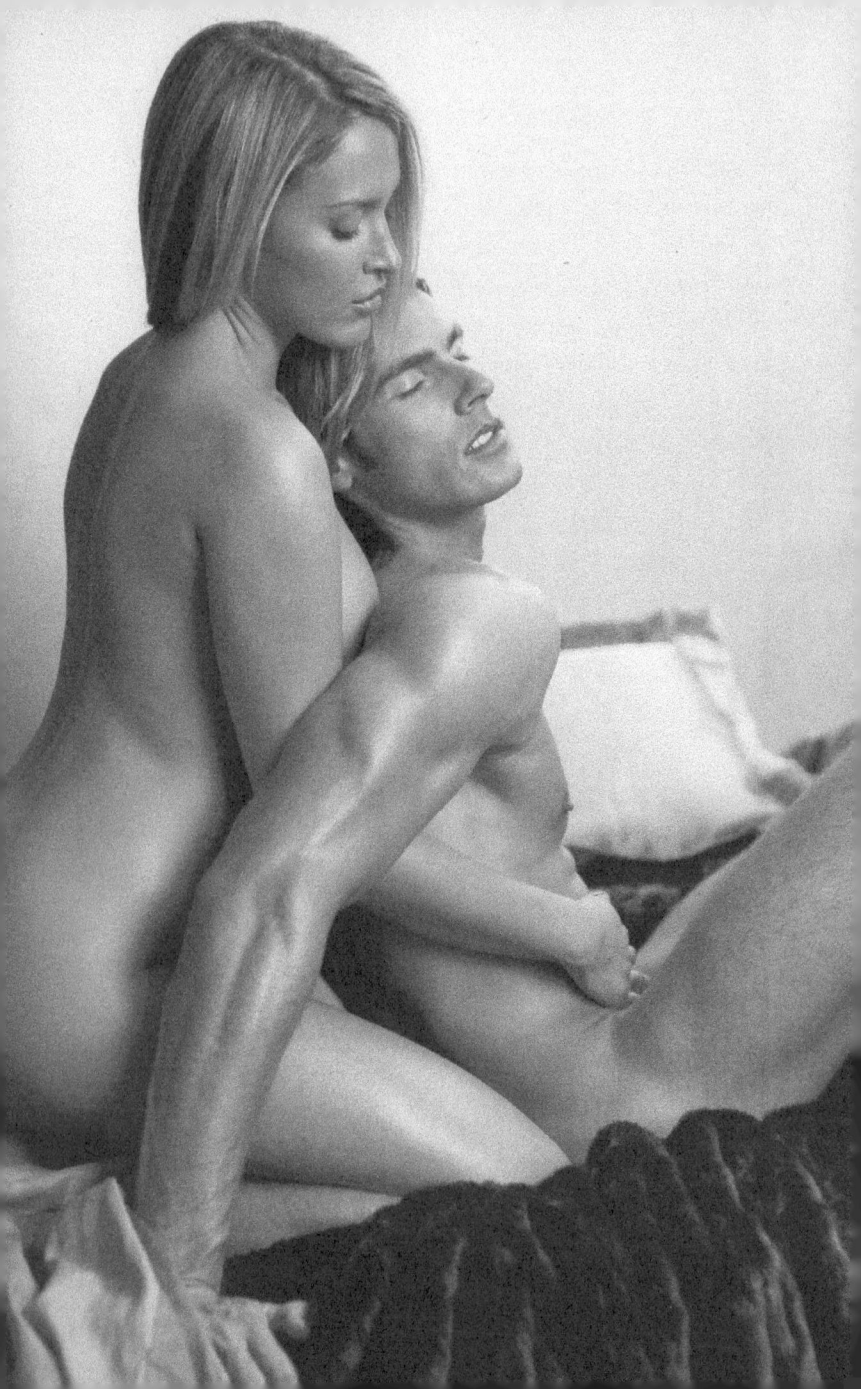

G-Punkt-Massage für ihn

Der männliche G-Punkt wird auch P-Punkt genannt, weil er sich auf der Prostata befindet. Diese Drüse können Sie zwar nicht berühren, aber durch den Damm oder die Mastdarmwand »aus der Ferne« massieren.

DIE STIMULIERUNG DES P-PUNKTES

Streichen Sie mit beiden Händen abwechselnd an der Unterseite des erigierten Penis entlang, bis Ihre Finger an der Eichel beginnen und am After aufhören. Halten Sie nun das Glied mit der linken Hand, und massieren Sie mit der rechten Hand den Damm zwischen Hoden und After. Drücken Sie die Fingerspitzen oder

Fingerkuppen ziemlich tief ins Gewebe. Bitten Sie Ihren Partner, Sie wissen zu lassen, wenn Sie den richtigen Punkt treffen (siehe links). Sobald Sie ihn gefunden haben, umkreisen Sie ihn mit den Fingern. Manchmal wird diese Stelle »äußere Prostata« genannt. Versuchen Sie, nicht nur die Haut zu bewegen, sondern die Muskeln unter der Haut zu massieren.

Stimulieren Sie den G-Punkt dann durch die Mastdarmwand:

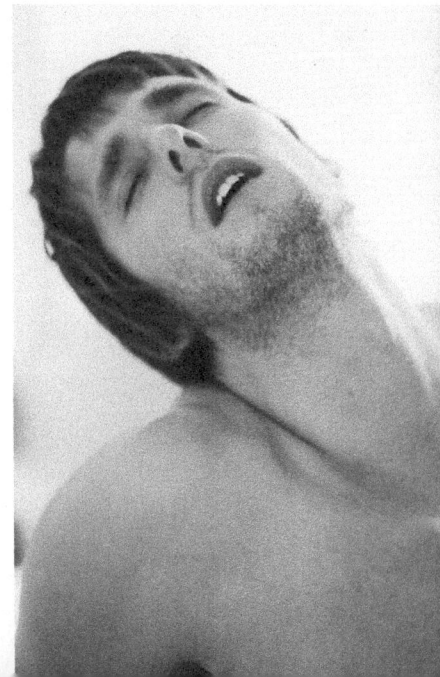

Wenn Ihr Partner sehr erregt ist, schieben Sie einen gut eingeölten Finger vorsichtig in den After. Biegen Sie den Finger, als wollten Sie »Komm her« sagen, und massieren Sie die vordere Mastdarmwand. Experimentieren Sie mit verschiedenen Bewegungen.

PROSTATA-LUST

Die Prostata ist etwa walnussgroß und liegt gleich hinter der Blase. Wenn Sie diesen »P-Punkt« durch die Mastdarmwand berühren, fühlt er sich vielleicht fester oder schwammiger als seine Umgebung an. Erforschen Sie ihn behutsam, denn wenn Sie diese Stelle stimulieren, können Sie einen Harndrang auslösen. Aber wenn Ihr Partner sich entspannt und sich den Empfindungen hingibt, sollten Sie eine tiefe, befriedigende Erregung auslösen.

Mitternachtsfestmahl für einen

Dies ist ein ganz besonderes Festmahl, denn Ihre einzige »Speise« ist Ihr Partner! Führen Sie ihn in ein warmes, von Kerzen erhelltes Zimmer, und sagen Sie ihm, dass Sie planen, sich an seinem Körper zu laben. Die Lippen und der Mund werden die Vorspeise, die Genitalien der Hauptgang und die Füße und Zehen der Nachtisch sein. Beim Massieren liegt der Empfänger oft auf dem Bett; aber diesmal sitzt er – denn Sie wollen ihn nicht entspannen, sondern erregen. Bitten Sie Ihren Partner, passiv zu bleiben, auch wenn Sie ihn küssen.

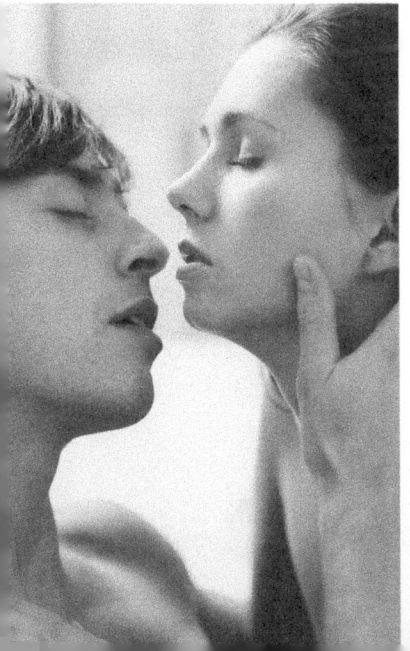
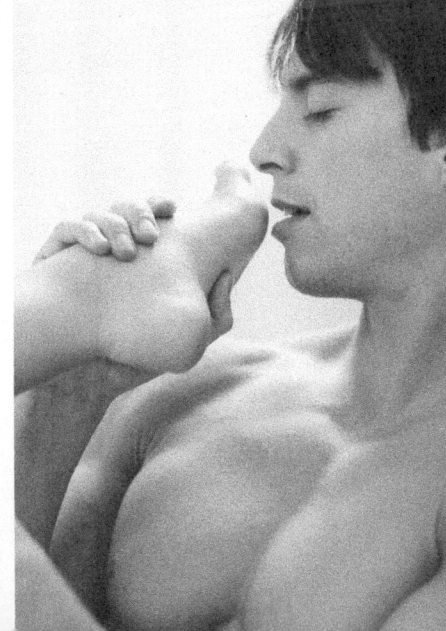

Streichen Sie zunächst mit der Spitze des Zeigefingers leicht über die Lippen. Legen Sie dabei viele Pausen ein, und schieben Sie die Fingerspitze verführerisch in den Mund, um sie mit Speichel zu benetzen. Nähern Sie Ihre Lippen nun den Lippen des Partners, so dass sie einander fast berühren. Bleiben Sie eine Weile in dieser Position. Berühren Sie dann die Lippen des Partners sanft, und folgen Sie mit der Zungenspitze ihren Konturen. Nehmen Sie die Oberlippe des Partners behutsam zwischen Ihre Lippen. Knabbern und saugen Sie daran, aber nicht zu fest.

Gehen Sie dann zum »Hauptgang« über, und beginnen Sie mit einer genitalen Fingerspitzenmassage. Erforschen Sie zuerst mit der Spitze Ihres Zeigefingers, dann mit der Zungenspitze die Konturen der Vulva oder des Penis. Als »Nachtisch« saugen Sie sinnlich an jeder Zehe des Partners.

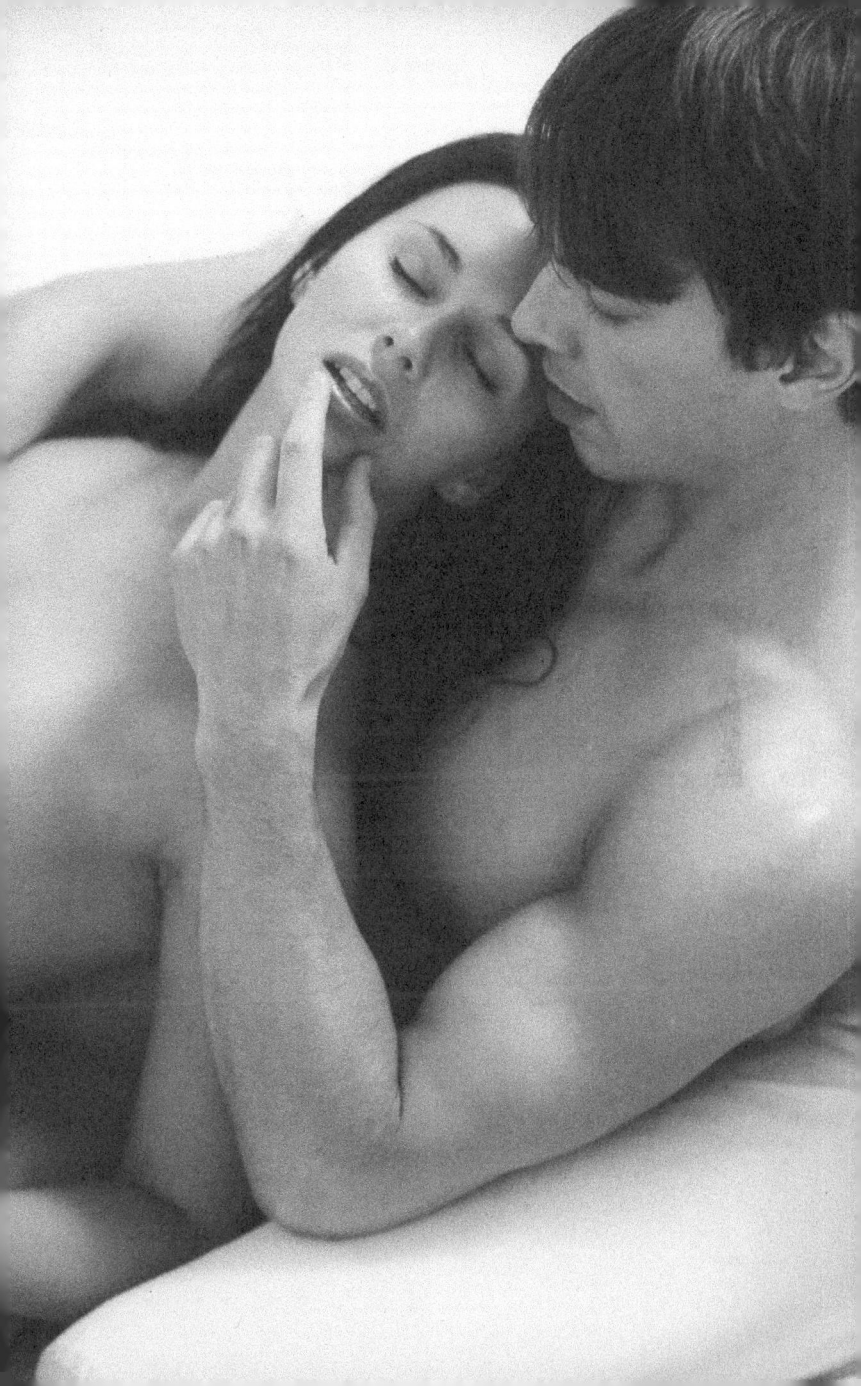

Erotische Brustmassage

Mit einer sinnlichen Brustmassage können Sie viele Frauen garantiert auf den Gipfel der Erregung führen. Das Geheimnis besteht darin, nichts zu überstürzen. Nehmen Sie sich Zeit. Manche Frauen erreichen einen Orgasmus, wenn der Partner nur ihre Brüste und Brustwarzen stimuliert!

1. Schritt **Sie sitzen oder knien neben Ihrer Partnerin und nehmen ihre Brüste in Ihre gut eingeölten, warmen Hände.**
    Halten Sie einige Augenblicke still, damit Sie beide Ihre Empfindungen in Ruhe genießen können.

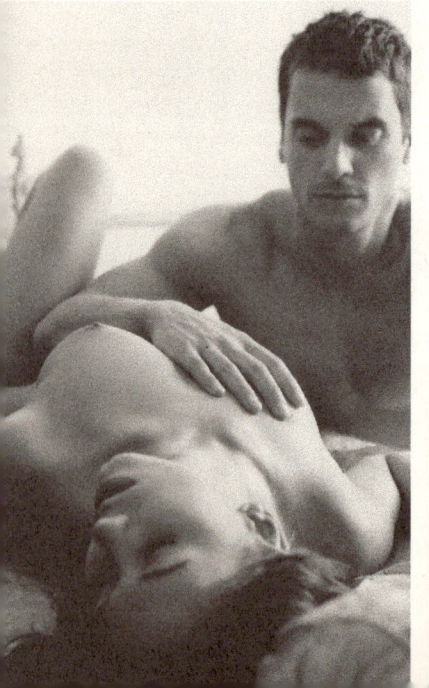
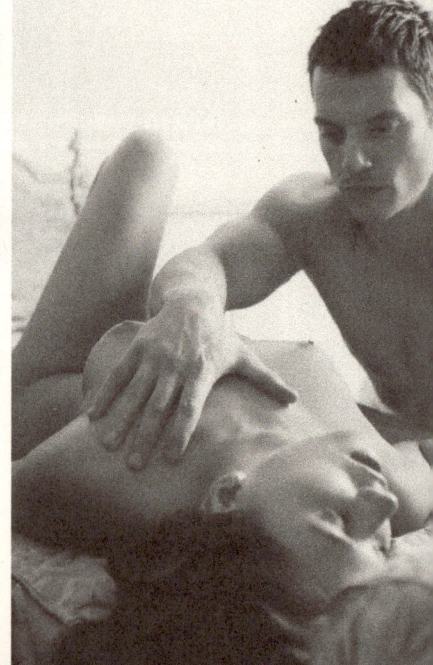

2. Schritt (siehe links unten)
**Drehen Sie die Brüste Ihrer
Partnerin langsam, behutsam und
sanft erst nach rechts und dann
nach links – in jede Richtung
eine oder zwei Minuten lang.**

3. Schritt (siehe rechts) **Legen
Sie die Hände unter den Brüsten
auf den Brustkorb, und liebkosen
Sie die Seiten der Brüste mit den
Daumen. Bewegen Sie die Handflächen** diagonal von der Seite des unteren Brustkorbs bis
zur gegenüberliegenden Schulter.

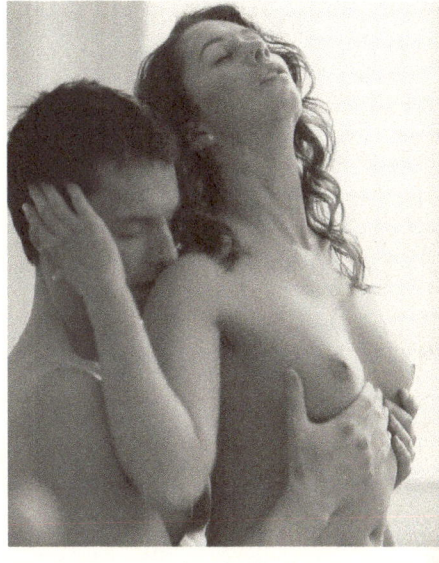

Die Hände bleiben flach, und die Finger zeigen zu der Schulter, der Sie
sich nähern. Streicheln Sie abwechselnd beide Brüste auf diese Weise.

4. Schritt Streicheln Sie die Brustwarzen leicht und spielerisch mit
den Fingerspitzen. Drücken Sie dann die Brustwarzen mit dem Daumen und dem Zeigefinger. Versuchen Sie, sie zu drehen, zu kneifen
und behutsam zu schnipsen.

Klemmen Sie nun eine Brustwarze zwischen Zeige- und Mittelfinger (Scherenstellung), und schnipsen Sie ihre Spitze nicht zu heftig mit
der anderen Hand.

Erotische Berührungsspiele

Bei der erotischen Berührung geht es darum, den Körper des Partners spielerisch und kreativ zu erforschen. Wenn Sie lächeln, lachen oder all Ihre Sinne einbeziehen, während Sie den Partner berühren, wissen Sie, dass Sie es richtig machen!

MASSAGETELEGRAMM

Dieses Spiel macht Ihren Partner empfindlicher für Berührungen, weil er sich auf die Bewegungen Ihrer Finger konzentrieren muss. Beginnen Sie mit einer sinnlichen Rückenmassage (siehe Seite 44–45). Wenn er entspannt ist, sagen Sie ihm, dass Sie eine Botschaft für ihn haben. Anstatt zu sprechen, zeichnen Sie jedoch mit einer eingeölten Fingerspitze langsam und mit festem Druck Buchstaben auf seinen Rücken. Schreiben Sie, was Sie wollen – etwas Romantisches oder Verführerisches. Versuchen Sie dasselbe auf dem Bauch, den Brüsten, dem Brustkorb und dem Po. Sinn der Sache ist, dass Sie herausfinden, an welchen Stellen Ihr Partner die Botschaften am besten oder schlechtesten lesen kann.

ZUNGENBAD

Eine der sinnlichsten Erfahrungen ist eine Ganzkörperwaschung – mit der Zunge! Alex Comfort, der Autor von *Freude am Sex*, prägte dafür den Begriff »Zungenbad«. Um daraus ein Spiel zu machen, kann der Empfänger zehn Tröpfchen Honig an den Stellen seiner Körpers verstecken, die er am liebsten verwöhnt haben möchte. Der züngelnde Partner darf erst aufhören, wenn er alle zehn Honigtupfer gefunden und gründlich abgeleckt hat. Alex Comfort empfiehlt, das Lecken mit Pusten zu verbinden, denn Luft auf feuchter Haut kann äußerst erotische und aufregende Empfindungen auslösen.

FINGERLUTSCHEN

Wollen Sie Ihrem Partner zeigen, wie Sie oral verwöhnt werden möchten? Dann verabreichen Sie ihm eine Minifellatio oder einen Minicunnilingus am Finger. Wenn Ihr Partner sieht und spürt, was Sie tun, begreift er schnell, was Sie wollen.

- Männer: Tun Sie, als wäre der Mittelfinger der Partnerin Ihr Penis. Lecken und saugen Sie daran mit den Lippen, mit dem Mund und mit der Zunge – so wie Sie es sich immer erträumt haben.

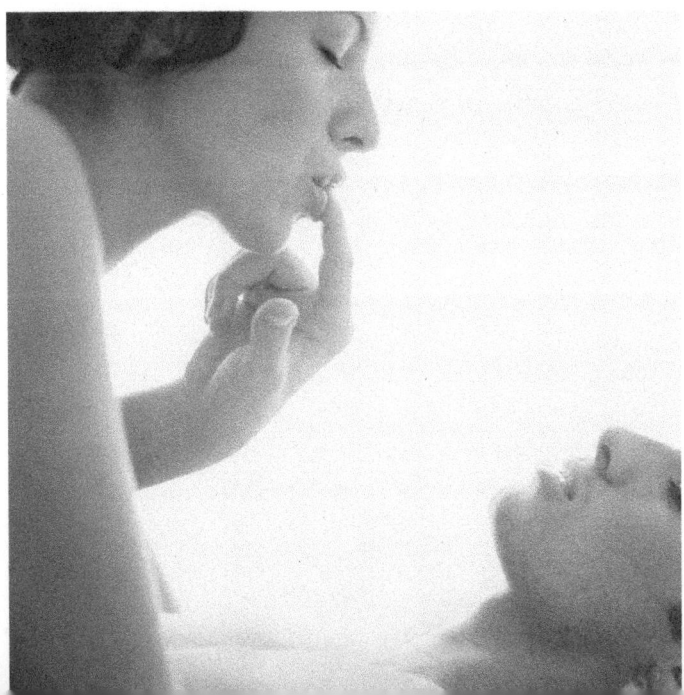

- Frauen: Tun Sie, als wäre seine Fingerspitze Ihre Klitoris, und benutzen Sie Ihre Zunge, um zu lecken, zu saugen und zu wirbeln. Versuchen Sie dann beide, die Techniken, die Ihnen der Partner an Ihrem Finger demonstriert hat, am Penis oder an der Klitoris umzusetzen.

MASSAGE MIT DEN ZÄHNEN

Sagen Sie Ihrem Partner, dass Sie ihn mit den Zähnen massieren möchten. Nachdem er sich hingelegt hat, verbinden Sie ihm die Augen, um die Spannung zu steigern und um ihn empfindsamer für Ihre Berührungen zu machen.

- Gleitender Biss: Reiben Sie den Körper Ihres Partners gut mit Speichel oder Öl ein, und streichen Sie mit den Zähnen in Beißhaltung über die Haut.

- Zwicken und knabbern: Klemmen Sie etwas Fleisch zwischen Zeigefinger und Daumen, und liebkosen Sie es dann mit den Zähnen. Anstatt zu zwicken und zu beißen, knabbern Sie daran und streichen mit den Zähnen darüber.

- Liebesbisse: Legen Sie die Lippen luftdicht auf die Haut, und saugen Sie dann sanft daran. Dabei schürfen die Zähne ein wenig. Denken Sie daran, dass dabei »Knutschflecke« zurückbleiben können. Liebesbisse verabreicht man meist am Hals, aber sie fühlen sich an muskulöseren Stellen, etwa an den Armen und am Po, besser an.

- Feenkreise: Setzen Sie Ihre unteren Zähne auf eine Zehe, einen Finger oder den Penis des Partners, und bewegen Sie den Kopf in kleinen Kreisen. Dabei sollten Ihre Zähne nicht beißen, sondern streicheln.

Schlüpfrige Ölmassage

Dies ist eine unglaublich intime und angenehme Massage, die Ihr Liebesspiel erotischer macht. Verwenden Sie reichlich Öl, damit Sie beide wirklich schlüpfrig sind.

BEVOR SIE ANFANGEN

Schützen Sie das Bett oder den Fußboden mit einer Plastikdecke. Nehmen Sie Ihren Schmuck ab, und legen Sie Musik auf. Setzen Sie sich einander gegenüber, und reiben Sie sich gegenseitig mit Öl ein – jeden Quadratzentimeter des Körpers. Machen Sie sich so glitschig wie möglich, und denken Sie nicht daran, was für eine Schweinerei Sie verursachen. Sauber machen können Sie später.

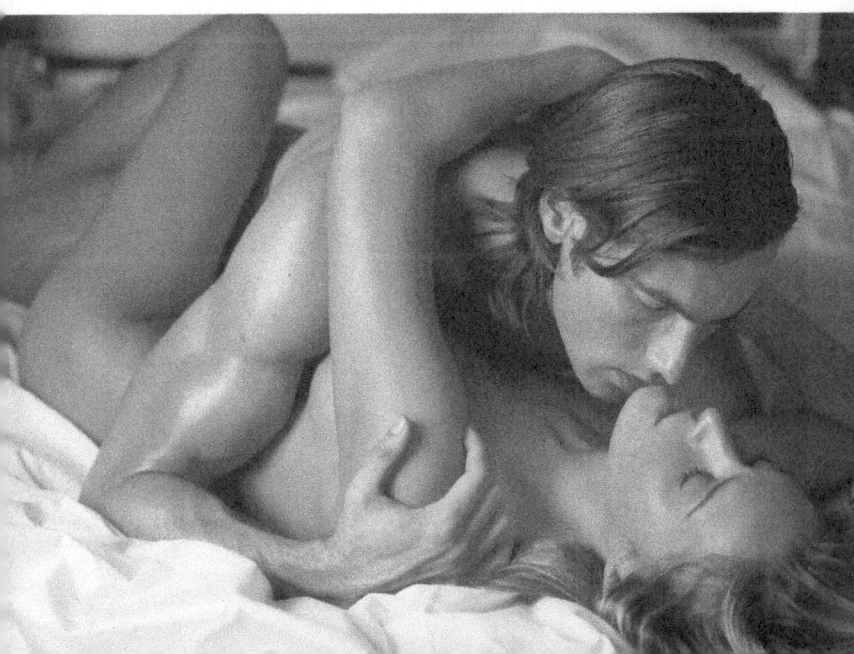

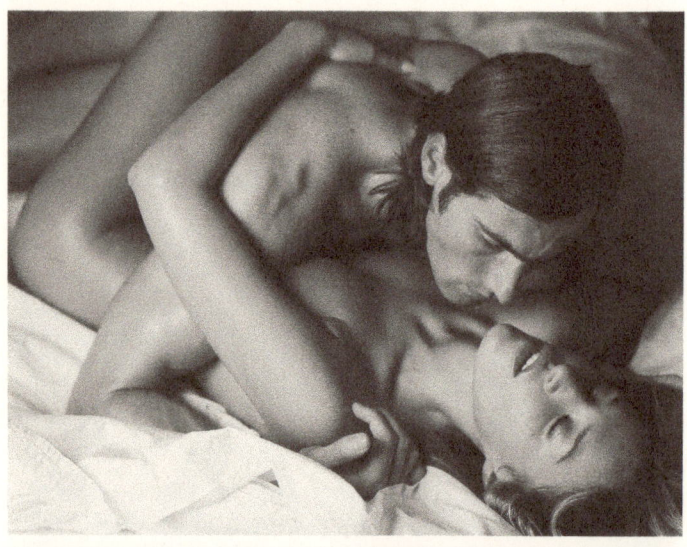

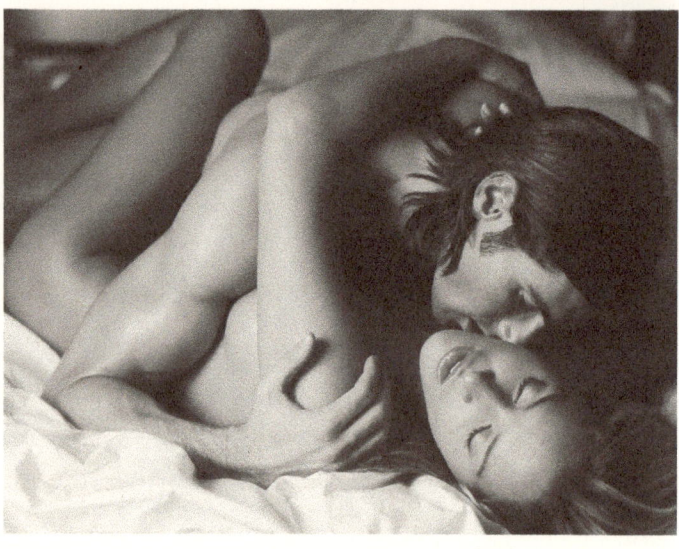

SCHLÜPFRIGES VERGNÜGEN

Legen Sie sich auf den Boden, und reiben Sie sich aneinander. Überlegen Sie nicht lange, was Sie tun sollen; bewegen Sie sich einfach so, wie es Ihnen Spaß macht. Wenn es hilft, stellen Sie sich vor, Sie seien glitschige Tiere – Seehunde oder Schlangen. Genießen Sie die Verspieltheit und Sinnlichkeit dieses Erlebnisses.

Legen Sie sich nun auf den Partner, und massieren Sie ihn mit Ihrem ganzen Körper einschließlich der Genitalien. Stützen Sie sich dabei mit den Händen ab, damit Sie nicht zu schwer sind. Experimentieren Sie, bis Sie wissen, welche Bewegungen und Windungen Ihnen beiden zusagen. Sie können an den Füßen des Partners beginnen und sehr langsam nach oben rutschen, aber Sie können sich auch quer auf ihn legen und sich hin und her bewegen. Nehmen Sie den Kopf des Partners zwischen die Knie, stützen Sie sich an beiden Seiten seines Körpers mit den Händen ab, und »tauchen« Sie langsam auf seinen ganzen Körper. Wechseln Sie dann die Rollen.

NASSES NACHSPIEL

Nehmen Sie nach der Ölmassage gemeinsam eine sinnliche Dusche. Umarmen Sie einander, und schließen Sie die Augen. Genießen Sie das Wasser, das Sie trifft und von Ihnen abprallt. Atmen Sie synchron. Wenn Sie bereit sind, waschen Sie einander das Öl von der Haut. Nutzen Sie die Gelegenheit, um einander mit Duschgel einzureiben, und widmen Sie sich vor allem den bevorzugten erogenen Zonen des Partners. Wickeln Sie sich dann in große Handtücher, und legen Sie sich ins Bett.

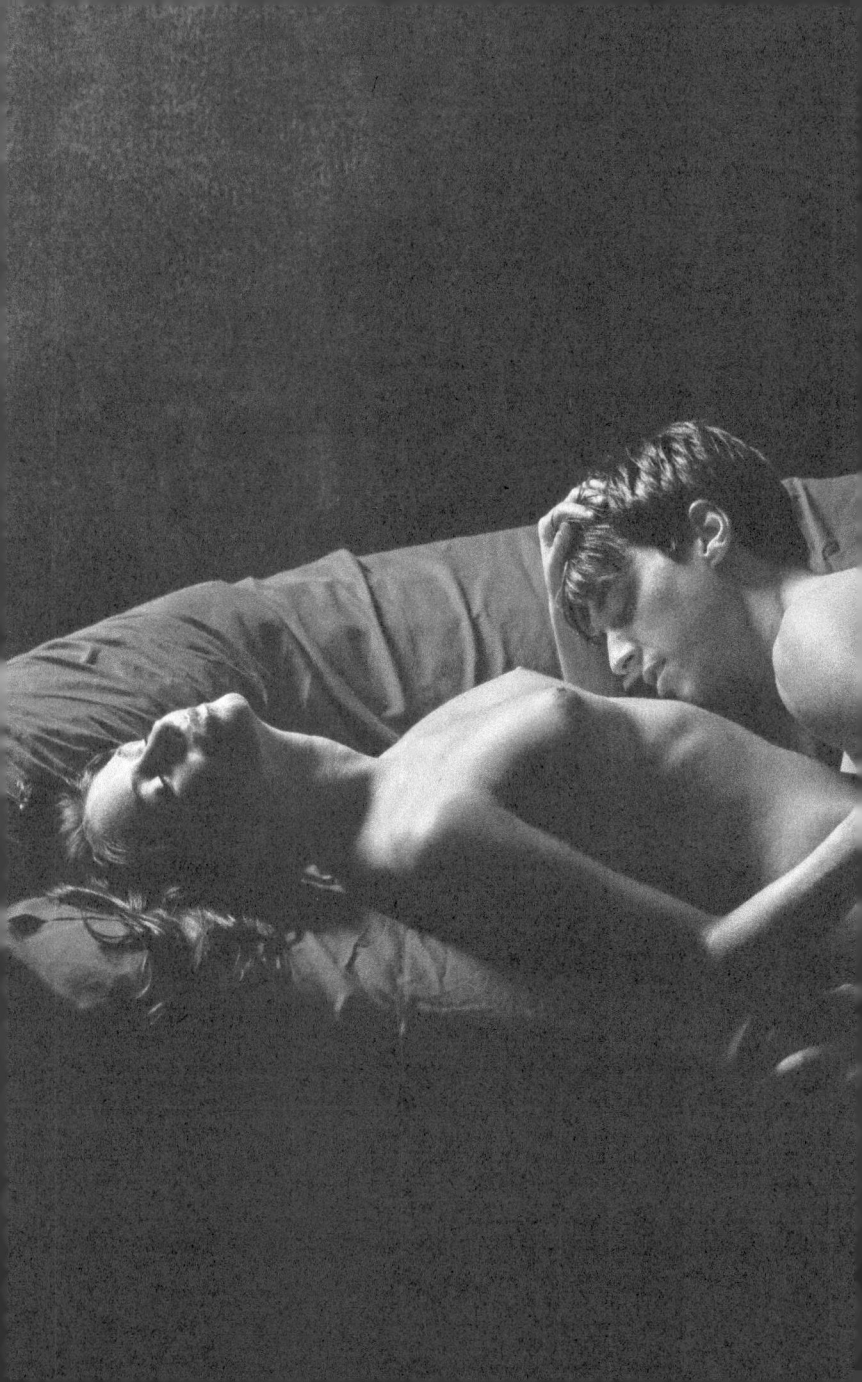

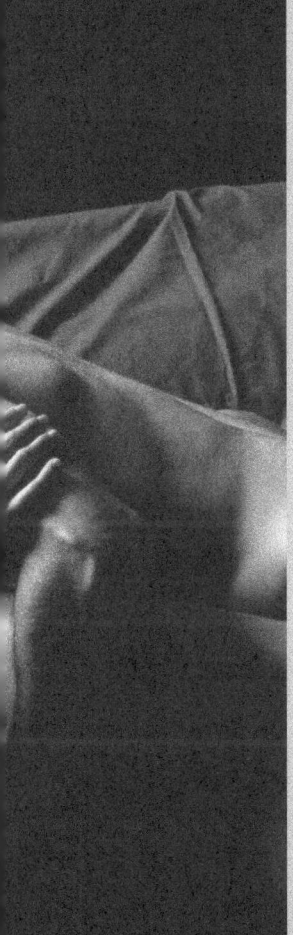

KAPITEL DREI

Sexuelle Berührung

Wenn Sie Sex mit Massage kombinieren, erleben Sie den ultimativen erotischen Kontakt. Dieses Kapitel führt Sie in 13 Stellungen ein – einige von ihnen stammen aus erotischen Klassikern des Ostens wie dem *Kamasutra* und dem *Ananga Ranga* – und erklärt, wie Sie sich und Ihren Partner beim Sex massieren. Massage während des Liebesspiels mäßigt das Tempo und macht aus dem Sex ein längeres, taktileres Erlebnis des ganzen Körpers, das Sie auf neue Gipfel der Sinnesfreuden führt.

Oberhand

In dieser klassischen Position befindet die Frau sich oben. Der Mann liegt auf dem Rücken, und sie sitzt mit gespreizten Beinen auf ihm und wendet ihm das Gesicht zu. Sie kann auf dem Boden knien oder – wenn sie ein tieferes Eindringen wünscht – die Füße flach auf den Boden stellen und die Knie an die Brust ziehen. Wenn sie starke Oberschenkelmuskeln hat, kann sie in die Hocke gehen und sich auf dem Penis auf und ab bewegen.

Viele Frauen bevorzugen diese Stellung, um einen Orgasmus zu erreichen, weil sie sich dabei frei bewegen und das Tempo bestimmen können. Die Klitoris liegt eng am Schambein des Mannes und reibt daran – eine buchstäblich orgasmische Position!

Die Oberhand ist zudem vielseitig. Wenn die Partner einander in die Augen schauen und sich küssen, wird die Stellung warm und liebevoll. Wenn die Frau den Kopf zurücklegt, die Brüste nach vorne streckt und den Rücken nach hinten biegt, wird die Oberhand wild und erregend. Eine Frau mit geschmeidiger

Wirbelsäule kann die Hände auf seine Füße stützen, sich nach hinten biegen – fast als wolle sie sich hinlegen – und dann sanft das Becken kreisen lassen.

SELBSTMASSAGE

FÜR SIE: Massieren Sie die Klitoris mit einem Vibrator. Stecken Sie ihn zwischen die Klitoris und das Schambein des Partners, oder nehmen Sie ihn in die Hand, und bewegen Sie ihn hin und her. Der Partner spürt das Vibrieren in der Peniswurzel.

FÜR IHN: Umkreisen Sie Ihre Brustwarzen mit einem befeuchteten Finger. Beginnen Sie mit großen Kreisen, und verkleinern Sie sie allmählich, bis der Finger die Brustwarze erreicht. Zwicken und kneifen Sie die Brustwarze, wenn Sie sich dem Orgasmus nähern.

PARTNERMASSAGE

FÜR SIE: Stützen Sie sich auf eine Hand, und streicheln Sie mit der anderen seinen Damm und seinen After. Experimentieren Sie mit sanftem und mit tiefem Druck. Verwenden Sie reichlich gewärmtes Gleitmittel, damit Ihre Berührungen sich sanft und schlüpfrig anfühlen.

FÜR IHN: Oberhand ist eine großartige Stellung für eine Klitorismassage. Machen Sie mit dem Daumen oder mit den anderen Fingern kreisförmige Bewegungen, oder legen Sie die Hand auf die Klitoris, während die Partnerin sich nach Belieben bewegt.

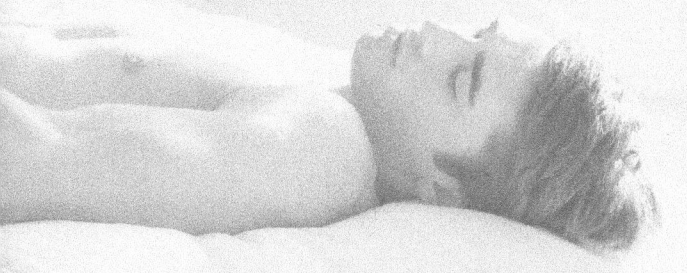

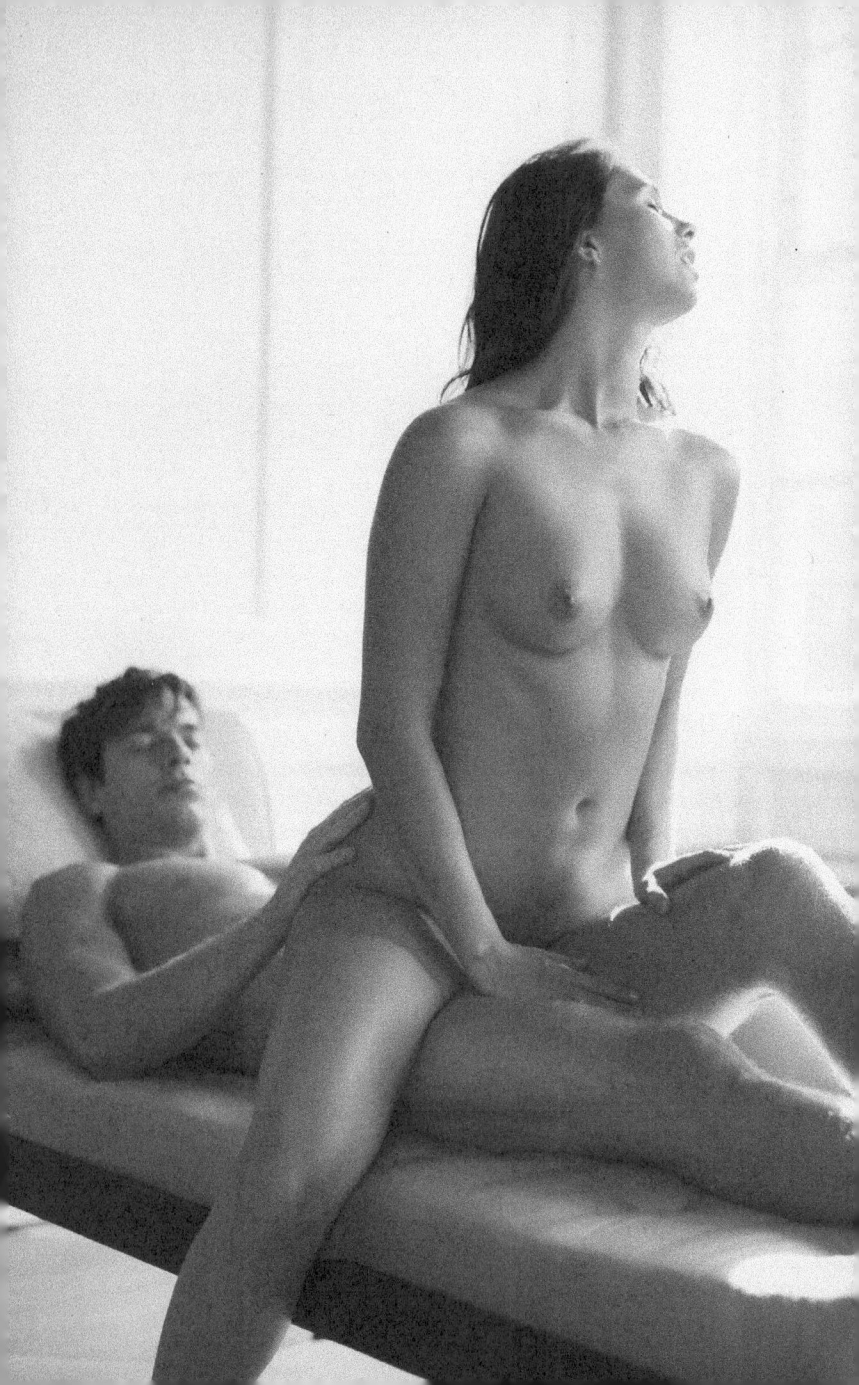

Umgekehrte Reitstellung

Eine erotische Alternative zur üblichen Stellung, bei der die Frau oben sitzt und dem Partner das Gesicht zuwendet, ist die umgekehrte Reitstellung. Männer und Frauen lieben sie, weil sie so sexy ist. Dabei liegt er auf dem Rücken, sie setzt sich auf ihn und wendet ihm den Rücken zu. Wenn ihre Oberschenkelmuskeln stark genug sind, kann sie auch in die Hocke gehen.

In dieser Stellung hat die Frau alles im Griff, sowohl die Tiefe des Eindringens als auch die Bewegungen. Sie kann mahlen, stoßen, das Becken kreisen lassen oder sich auf dem Penis auf und ab bewegen. Aber sie kann auch stillsitzen und die Scheidenmuskeln um das Glied anspannen. Der Mann muss sich ihr unterwerfen, denn er kann zwar die Knie anziehen, sich aber sonst kaum bewegen. Beide genießen die erregende Anonymität, da sie einander nicht ins Gesicht sehen können. Deshalb eignet sich diese Stellung hervorragend dafür, in den bevorzugten erotischen Fantasien zu schwelgen.

Während der Partner hilflos ist, kann die Frau ihre Position variieren. Sie kann sich zurücklehnen, während er sie umarmt; sie kann sich nach vorne zwischen seine Beine beugen; sie kann die Füße zwischen seine Beine stellen; und wenn sie sportlich ist, kann sie sich herumdrehen und ihm ins Gesicht sehen.

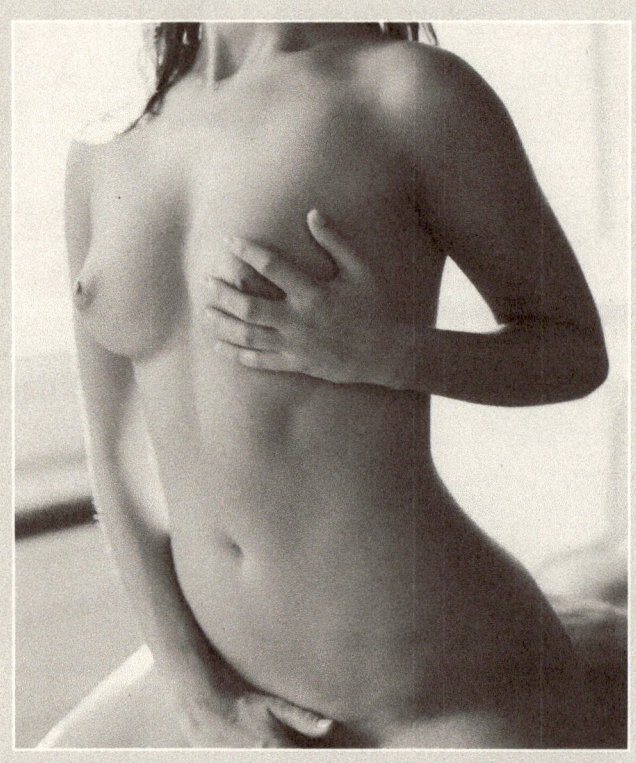

SELBSTMASSAGE

FÜR SIE: Massieren Sie Ihre Brüste mit den Händen, und kneifen Sie die Brustwarzen. Oder umkreisen Sie die Klitoris mit den Fingern. Wenn Sie sich dem Orgasmus nähern, legen Sie die andere Handfläche auf den Bauch und üben damit festen, statischen Druck aus.
FÜR IHN: Harken Sie mit den Fingerspitzen leicht über die Lippen, den Hals, den Brustkorb und den Bauch.

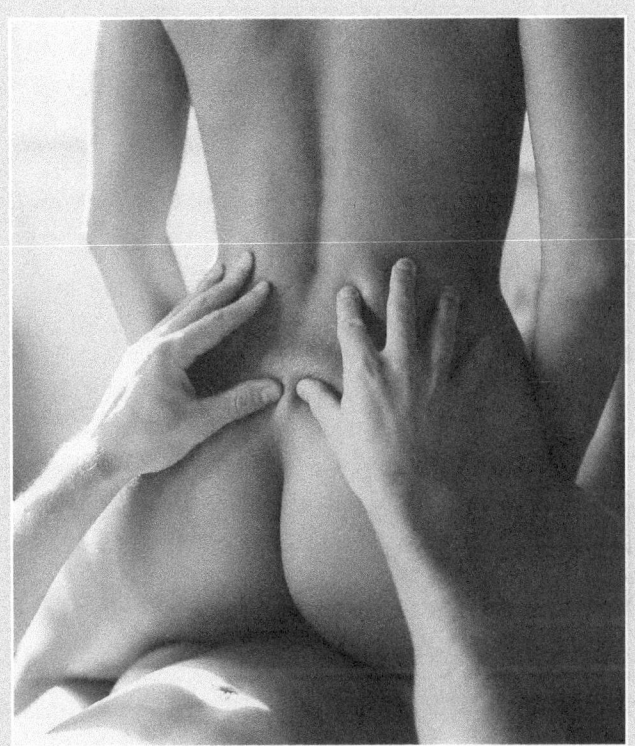

PARTNERMASSAGE

FÜR SIE: Streicheln Sie seine Hoden. Zwischendurch drücken Sie fest und tief auf einen Punkt auf dem Damm, genau zwischen Hodensack und After – seinen P-Punkt (siehe Seite 91).

FÜR IHN: Drücken Sie mit den Fingern oben auf ihren Rücken, und lassen Sie die Finger an beiden Seiten ihrer Wirbelsäule fließend nach unten gleiten. Tun Sie das, wenn die Partnerin dem Orgasmus nahe ist – die Wirkung ist elektrisierend.

Haut an Haut

Dies ist eine wundervolle Stellung für langsamen, gefühlvollen, intimen Sex bei innigem Körperkontakt. Die Partner können sich in die Augen schauen, einander etwas ins Ohr flüstern und sich leidenschaftlich küssen. Am einfachsten ist es, wenn der Mann sich auf den Rücken legt und die Frau sich mit gespreizten Beinen auf ihn setzt.

Nachdem sie den Penis eingeführt hat, kann sie sich nach vorne sinken lassen. In dieser Position ist ihr Bewegungsspielraum zwar gering, aber einige Tricks wirken sehr stimulierend. Sie kann die Füße auf die des Partners legen und sich an diesen abstoßen. Er kann ihr helfen, indem er ihren Körper hebt und senkt. Oder sie

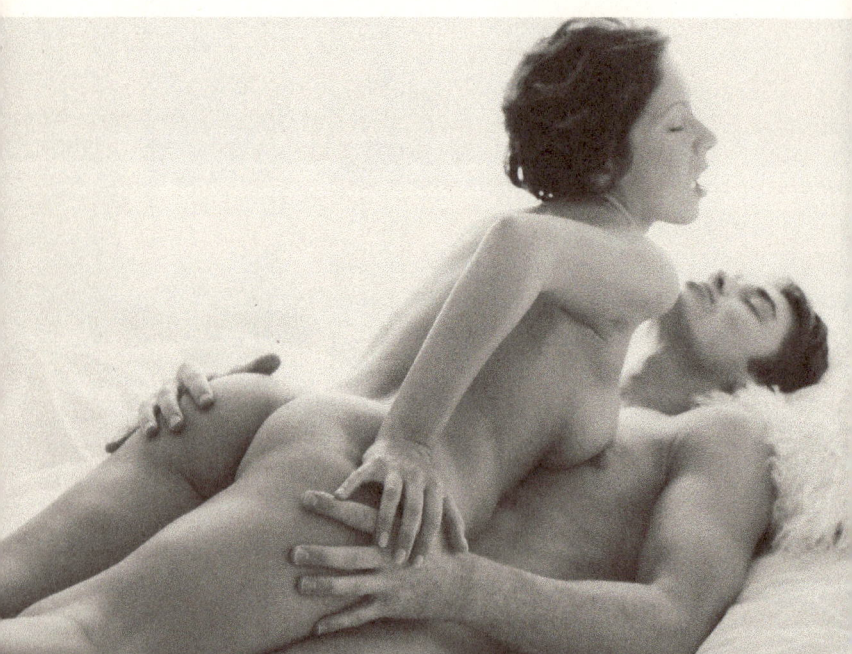

SELBSTMASSAGE

FÜR SIE: Ölen Sie die Vorderseite Ihres Körpers vor dem Liebesspiel ein. Beim Sex ziehen Sie den Rumpf auf dem Körper des Partners nach unten und reiben seine Haut kreisförmig mit den Brüsten und Brustwarzen, als wollten Sie das Öl verteilen.

FÜR IHN: Bitten Sie die Partnerin, still zu liegen, während Sie mit dem Zeige- und Mittelfinger langsam und fest an der Seite Ihres Gesäßes und Ihrer Oberschenkel nach oben und unten streichen.

PARTNERMASSAGE

FÜR SIE: Nehmen Sie einen Finger des Partners behutsam zwischen die Lippen. Schieben Sie ihn langsam tiefer in den Mund. Nun lecken und saugen Sie daran und liebkosen ihn mit der Zunge. Schauen Sie dem Partner dabei in die Augen.

FÜR IHN: Üben Sie mit den Fäusten, Daumen und anderen Fingern tiefen statischen Druck auf die Gesäßmuskeln der Partnerin aus. Verabreichen Sie ihr dann Klapse auf den Po.

stellt die Füße auf den Boden und wackelt dann mit den Hüften, als wolle sie den Penis schütteln, während der Partner sie festhält. Er kann das Becken ebenfalls bewegen.

Je weiter die Frau das Becken auf dem Partner nach oben verlagert, desto stärker wird ihre Klitoris stimuliert (diese Position, kombiniert mit gemeinsamen Beckenbewegungen, empfehlen Sexualtherapeuten oft, damit die Frau beim Geschlechtsverkehr zum Orgasmus kommt). Die Haut-an-Haut-Stellung wird noch erregender, wenn beide Partner die Vorderseite des Körpers einölen, so dass die Frau mühelos auf dem Mann auf und ab gleiten kann.

Indranistellung

Hier genießt die Frau das tiefe Eindringen des Gliedes, da sie die Knie eng an die Brust zieht. Das *Kamasutra* empfiehlt diese Stellung für Männer mit kleinem Penis, weil die Frau dennoch ein Gefühl der »Fülle« hat. Natürlich können auch Männer mit großem Glied die Indranistellung probieren; aber sie können vielleicht nicht so frei stoßen.

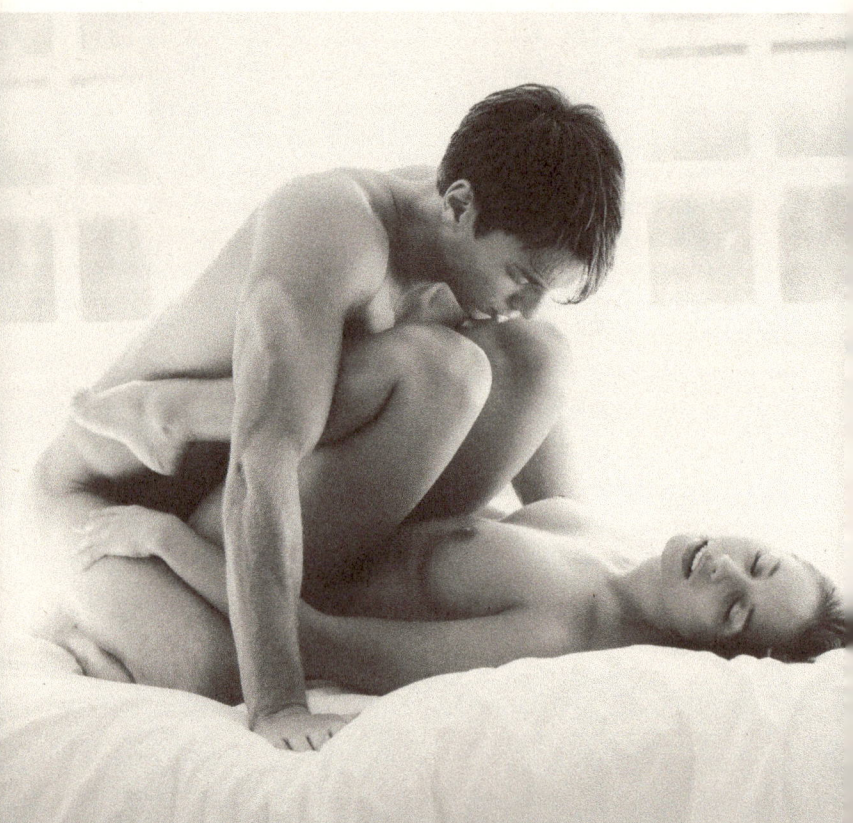

Je erregter die Frau im Laufe des Liebesspiels ist, desto besser kann sie den Penis aufnehmen, da der obere Teil der Vagina sich dann ausdehnt und die Gebärmutter sich hebt.

Beide Partner haben viele Variationsmöglichkeiten. Die Frau kann die Füße hinter seinem Rücken kreuzen, die Beine in die klassische Missionarsstellung senken oder, wenn sie geschmeidig ist, einen oder beide Knöchel auf seine Schulter legen oder die Fußsohlen an seine Brust stützen. Er kann aufrecht knien oder sich über die Partnerin beugen und sie küssen.

Dies ist eine großartige Stellung, wenn die Partner langsamen und sinnlichen Sex schätzen. Er stößt dabei behutsamer als sonst und genießt seine Dominanz in dieser halb aufrechten und visuell stimulierenden Position, in der er reichlich Gelegenheit zu erotischen Berührungen und engem Blickkontakt hat.

PARTNERMASSAGE

FÜR SIE: Bitten Sie Ihren Partner, den Penis in der Vagina still zu halten. Nehmen Sie seinen Kopf in die Hände. Üben Sie festen statischen Druck auf beiden Seiten des Kopfes aus, und warten Sie eine Weile, um den Moment voll auszukosten. Schauen Sie ihm tief in die Augen, und zausen Sie sein Haar mit den Fingern.

FÜR IHN: Verharren Sie regungslos in der Partnerin, und streicheln Sie ihr Gesicht, ihren Hals und ihre Schultern mit einer Fingerspitze.

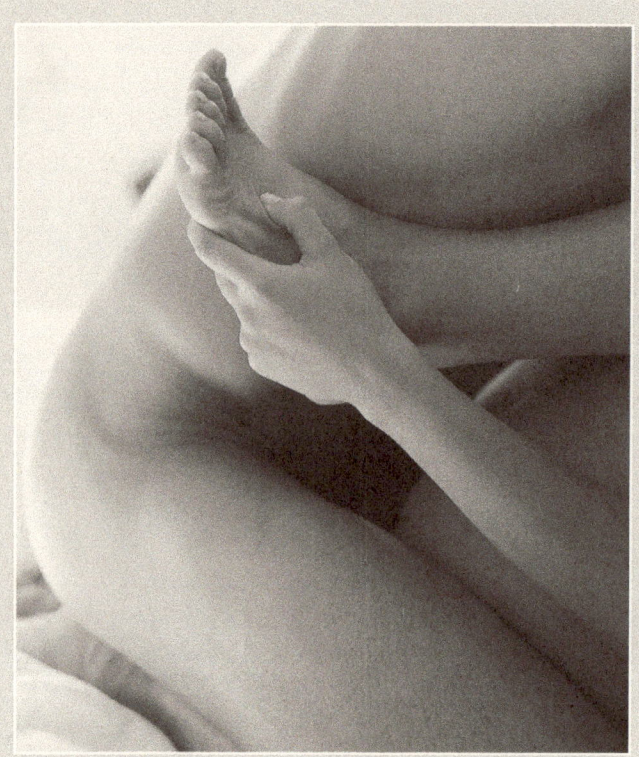

SELBSTMASSAGE

FÜR SIE: Streicheln Sie die Füße mit den Fingern, zwicken und kneifen Sie die Zehen. Stellen Sie sich dabei vor, dass Sie erotische Energie von den Genitalien hinunter zu den Füßen ziehen.

FÜR IHN: Wenn Sie in dieser Stellung knien, können Sie die Brustwarzen kneifen oder mit einer Hand die Peniswurzel drücken, während Sie stoßen. Das ist hilfreich, wenn Ihre Erektion nachlässt, denn dadurch leiten Sie Blut in das Glied.

Eng umschlungen

Näher als in dieser Stellung können die Partner einander kaum sein – sie sind buchstäblich ineinander verwickelt. Am besten beginnen sie in der Missionarsstellung, oder die Partnerin liegt oben. Dann drehen sie sich ein wenig zur Seite, so dass sein Gewicht nicht ganz auf ihr lastet.

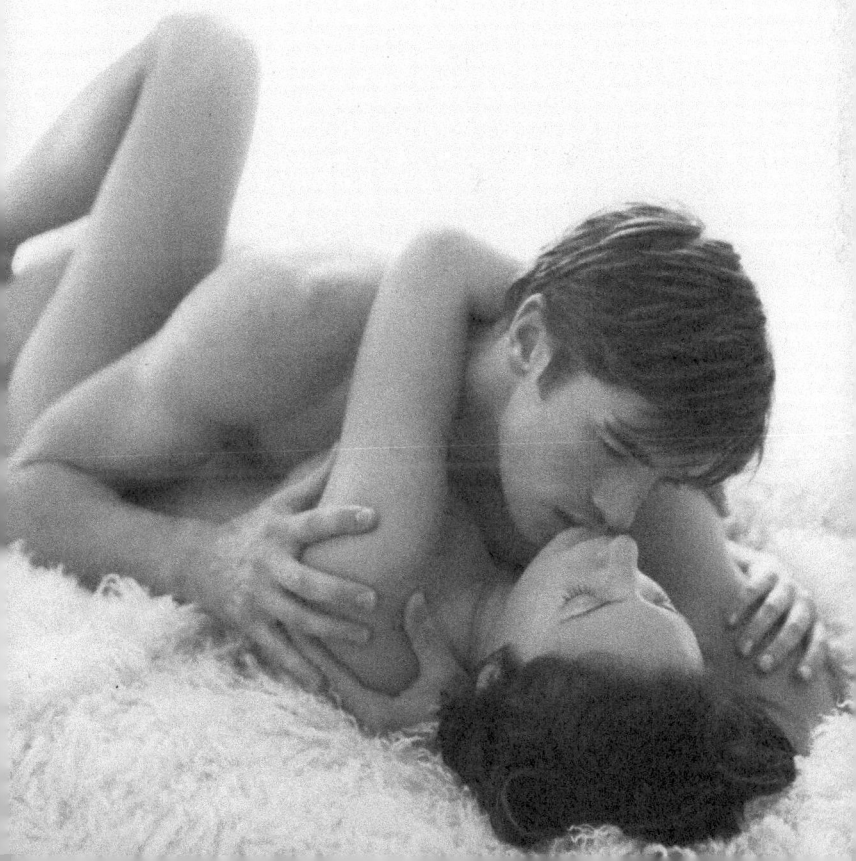

Der Bewegungsspielraum ist hier ziemlich eingeschränkt, aber die Stellung eignet sich hervorragend dafür, lange und leidenschaftliche Küsse auszutauschen, einander zu umarmen und die Intimität des totalen Hautkontakts zu genießen.

Beide können sich aneinanderreiben oder sanft mit dem Be-

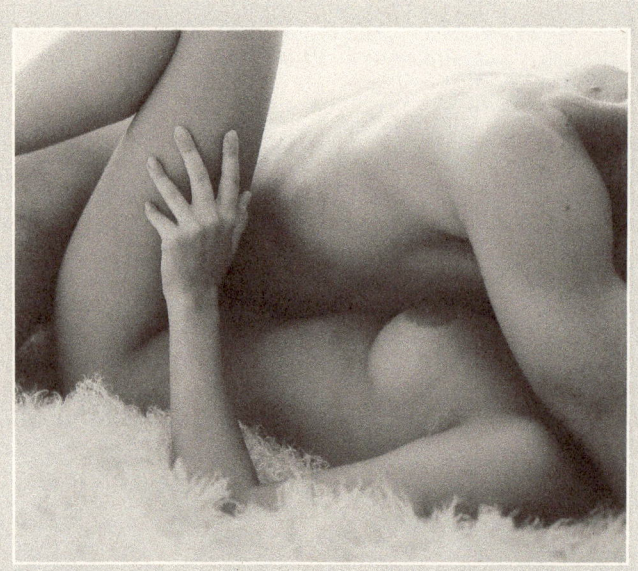

SELBSTMASSAGE

FÜR SIE: Legen Sie die Handfläche leicht auf den Schenkel, und streichen Sie mit einer langen, langsamen Bewegung über das Bein nach unten. Stellen Sie sich vor, dass Sie erotische Energie in den Fuß schieben, bis er vor Lust pulsiert und prickelt.

FÜR IHN: Legen Sie den Mittelfinger in die Mulde am höchsten Punkt der Gesäßmuskeln, und massieren Sie diese Stelle sanft.

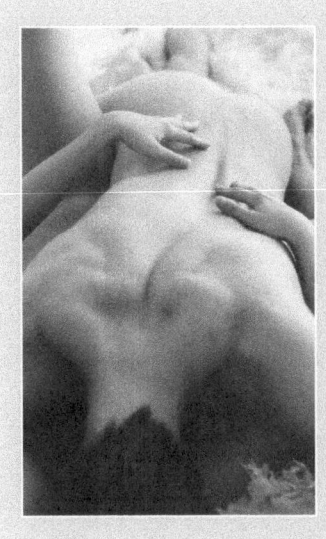

PARTNERMASSAGE

FÜR SIE: Drücken Sie die Finger in die Muskeln an beiden Seiten der oberen Wirbelsäule, und lassen Sie sie dann langsam den Rücken hinuntergleiten.

FÜR IHN: Legen Sie die Hände unter ihren Po, und kneten Sie die Muskeln. Packen Sie die Gesäßmuskeln fest, während Sie die Partnerin zu sich heranziehen und von sich wegschieben. Der Po verträgt eine Menge Druck, dennoch können Sie die Partnerin nach ihren Wünschen fragen.

cken stoßen. Die Frau kann die Scheidenmuskeln um den Penis herum anspannen und entspannen (mit der Übung auf Seite 76 werden die Muskeln topfit). Der Autor des erotischen Klassikers *Ananga Ranga* aus dem 15. Jahrhundert verspricht, dass eine Frau das Glied nach einiger Übung pressen kann, »wie die Hand eines Gopala-Mädchens die Kuh milkt«.

Bei einer Variante dieser Stellung legt die Frau ein Bein zwischen die Beine des Mannes anstatt außen um seinen Körper. Manche Frauen finden das erregender, weil dabei die Klitoris stärker gedrückt und gerieben wird.

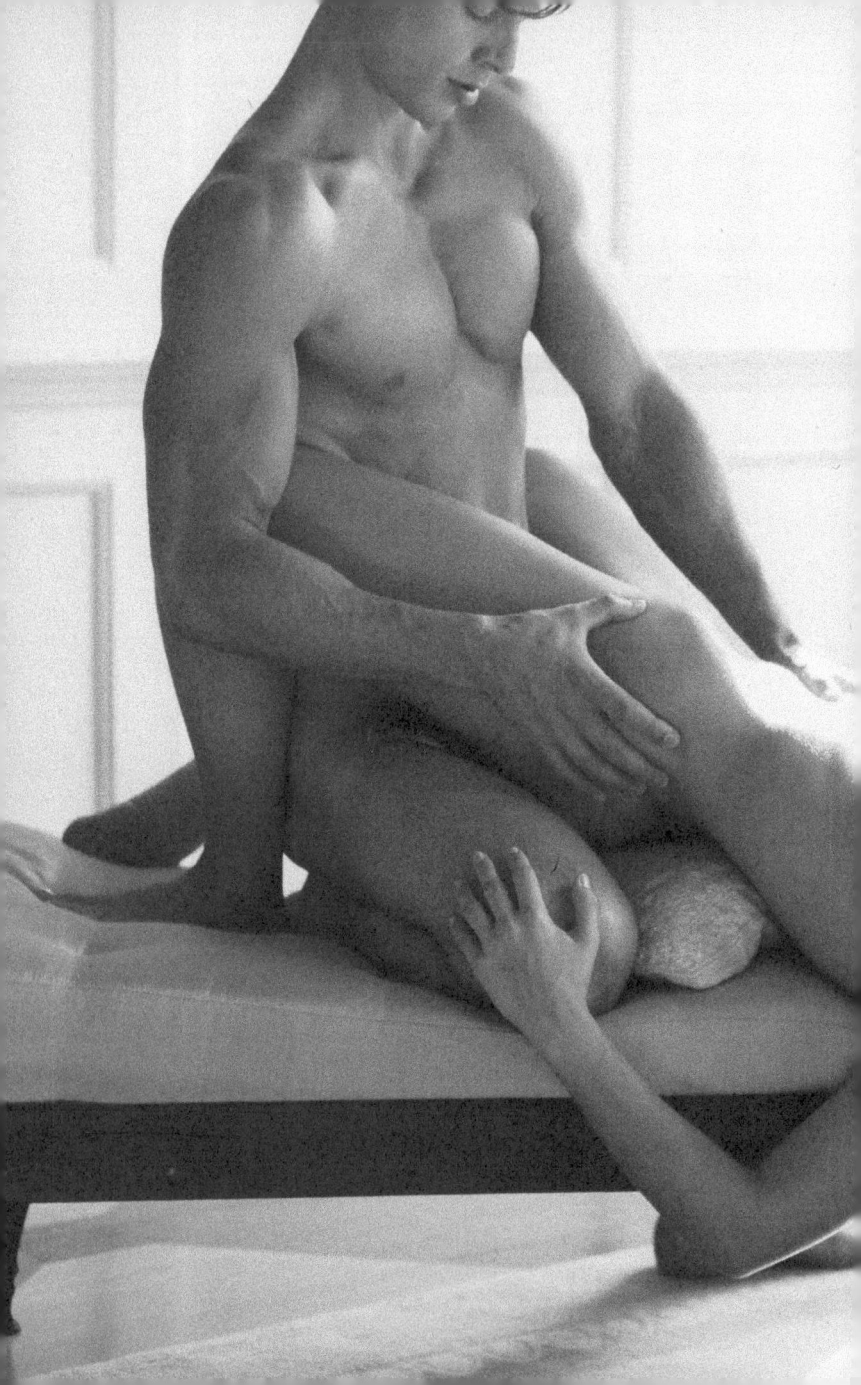

Gespreizte Stellung

Sie legt sich auf den Rücken und schiebt ein Kissen unter den Po. Er kniet zwischen ihren Beinen und dringt ein. Dabei kann er sich an ihrer Taille, ihren Beinen oder ihren Händen festhalten. Das Kissen hebt ihr Becken so an, dass die Vagina leichter zugänglich und tieferes Eindringen möglich ist. Im erotischen Klassiker *Ananga Ranga* aus dem 15. Jahrhundert heißt diese Stellung »Anheben des Lustzentrums«. Experimentieren Sie auch mit mehreren Kissen, bis Sie den Penetrationswinkel gefunden haben, der Ihnen beiden zusagt.

Dies ist eine »gleichberechtigte« Stellung, in der die Frau und der Mann abwechselnd das Kommando übernehmen können. Er

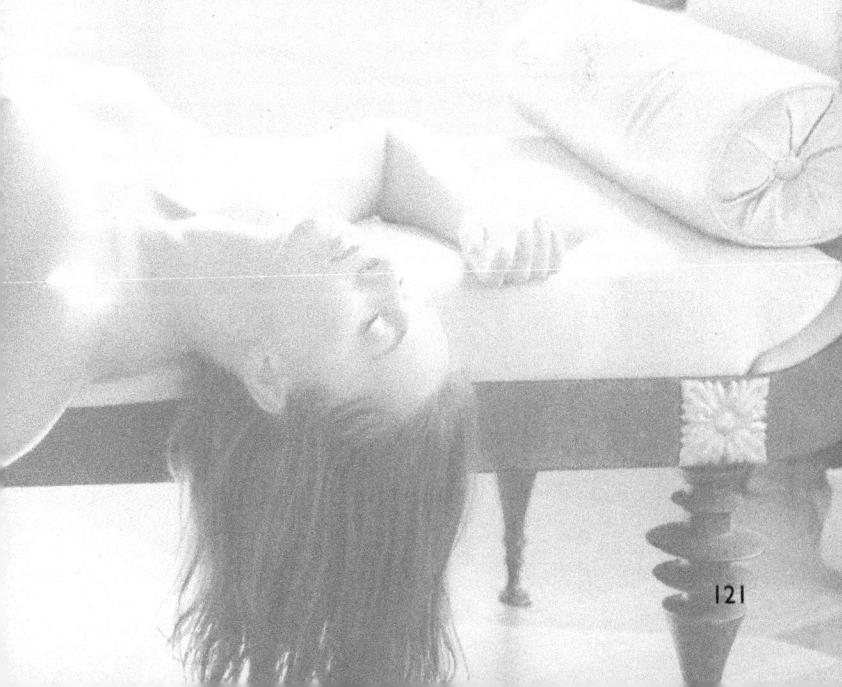

kann stoßen und sich seitwärts bewegen; sie kann das Becken anheben und kreisförmig oder auf und ab bewegen. Zur Abwechslung kann sie die Knie seitwärts senken oder die Beine heben und die Füße auf seine Brust stellen; er kann sich über sie beugen und sich dabei mit den Händen abstützen. Wegen des Winkels der Stellung und weil die Frau die Stöße steuern kann, sind ihre Aussichten auf einen klitoralen Orgasmus gut.

Der Mann kann die Intimität steigern, wenn er die Frau behutsam an den Armen hochzieht. Beide können sich mitten im Liebesspiel gleichermaßen fest wie leidenschaftlich umarmen.

SELBSTMASSAGE

FÜR SIE: Legen Sie die Handflächen so auf die Brustwarzen, dass Sie diese kaum berühren. Bewegen Sie dann die Hände kreisförmig, so dass Sie die Spitzen der Brustwarzen nur streifen. Steigern Sie den Druck, wenn Ihre Erregung zunimmt.

FÜR IHN: Reiben Sie die Brustwarzen, den Brustkorb und den Bauch mit eingeölten Händen. Achten Sie aber darauf, nicht Ihr Kondom zu berühren.

PARTNERMASSAGE

FÜR SIE: Liebkosen Sie alle seine Finger nacheinander, und gleiten Sie mit den Handflächen auf seinen Händen und Unterarmen auf und ab – im Tempo und im Rhythmus seiner Stöße.

FÜR IHN: Massieren Sie ihren Venushügel, indem Sie den Handballen genau an der Stelle, wo die Schamlippen beginnen, kreisförmig bewegen. Sie können auch an ihrem Schamhaar zupfen und die Klitoris mit der Daumenkuppe massieren.

Weit offen

Diese Stellung stammt aus dem *Kamasutra*, dem erotischen Klassiker des Ostens. Die Frau liegt auf dem Rücken und hebt die Beine zunächst rechtwinklig hoch. Der Mann dringt kniend in sie ein, und sie legt die Beine an seinen Rumpf (für ihn ideal, um ihre Zehen zu küssen und daran zu knabbern). Intimität und Distanz bilden hier einen reizvollen Kontrast beim Liebesspiel: Beide können einander in die Augen schauen, sich aber nicht küssen.

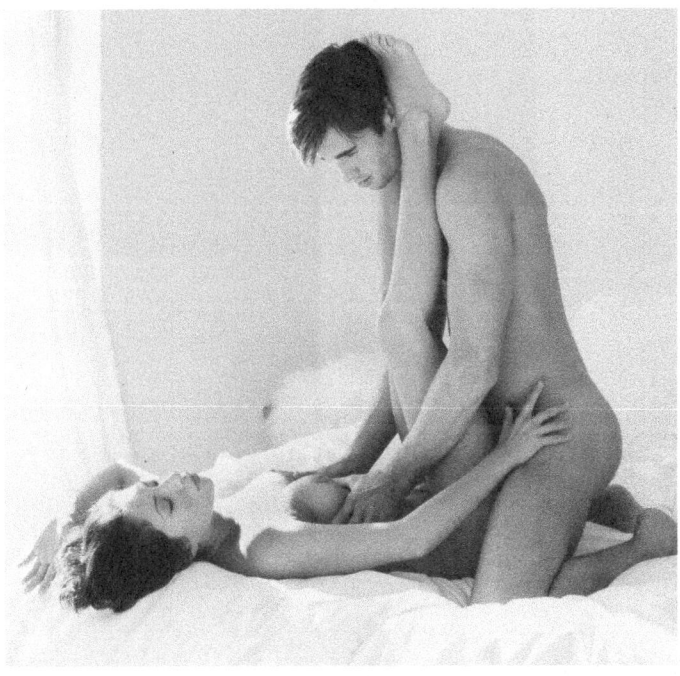

Diese Stellung ist bequemer und einfacher, wenn die Frau ein oder zwei Kissen unter den Po schiebt. Dadurch wird das Becken angehoben, so dass die Vagina besser erreichbar ist. Experimentieren Sie, bis Sie den besten Winkel gefunden haben.

Wenn die Partner ein tiefes Eindringen genießen, kann die Frau die Knie an die Schultern ziehen (dafür braucht sie geschmeidige Beine und ziemlich flexible Hüften).

Die Füße kann sie über die Schultern des Mannes legen oder flach auf seine Brust stellen. Da der Penis tief eindringt, sollte der Mann zunächst behutsam stoßen, oder die Frau steuert seine Bewegungen, indem sie mit den Händen nach seiner Taille greift, so dass sie ihn ziehen und schieben kann. So können beide Partner abwechselnd die Kontrolle übernehmen.

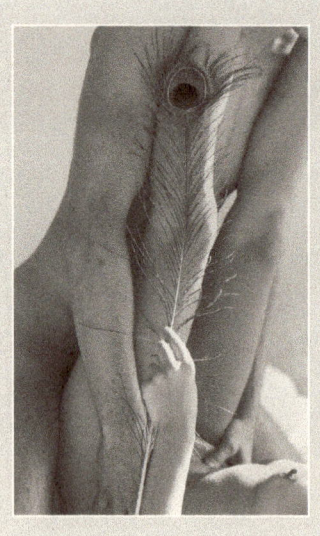

SELBSTMASSAGE

FÜR SIE: Streicheln Sie die Beine vom Fuß bis zum Oberschenkel mit einer langen Feder, etwa mit einer Pfauenfeder. Versuchen Sie, eine Gänsehaut zu bekommen.

FÜR IHN: Legen Sie die Hände auf den Po, und kneten und kneifen Sie die Muskeln. Viele Männer spannen die Gesäßmuskeln in dieser Stellung stark an; aber entspannte Muskeln können die Lust steigern.

PARTNERMASSAGE

FÜR SIE: Streichen Sie mit dem Zeige- und Mittelfinger über seine großen Oberschenkel- und Gesäßmuskeln. Kehren Sie an der Taille um. Da diese Muskeln viel Druck vertragen, dürfen Sie ziemlich fest drücken. Fragen Sie aber dennoch den Partner, wie intensiv der Druck sein soll.

FÜR IHN: Halten Sie den Penis an der Wurzel, und benutzen Sie ihn sozusagen als Massagestab: Reiben Sie die Eichel leicht auf der Klitoris hin und her. Zwischendurch schieben Sie das Glied immer wieder in die Vagina und stoßen eine Minute.

Den Bogen spannen

Wenn die Frau Sex von hinten genießt, ist dies eine großartige Variante der Hündchen- oder Löffelstellung. Beide liegen auf der Seite – er hinter ihr –, und sie nimmt seinen Körper zwischen die Beine. Er dringt ein und legt die Hände auf ihre Schultern. Das Paar kann auch in der umgekehrten Reitstellung (siehe Seite 109–111) beginnen und sich dann behutsam auf die Seite drehen.

Diese Stellung eignet sich vorzüglich für langsamen, faulen und geruhsamen Sex, aber auch für Frauen in den letzten Schwangerschaftsmonaten, weil das Gewicht des Partners nicht auf ihnen lastet.

Der Mann hat beim Stoßen zwar wenig Bewegungsfreiheit, aber auch ohne heftige Bewegungen können die beiden eng umschlungen still liegen, ihre Zusammengehörigkeit genießen und tief und synchron atmen.

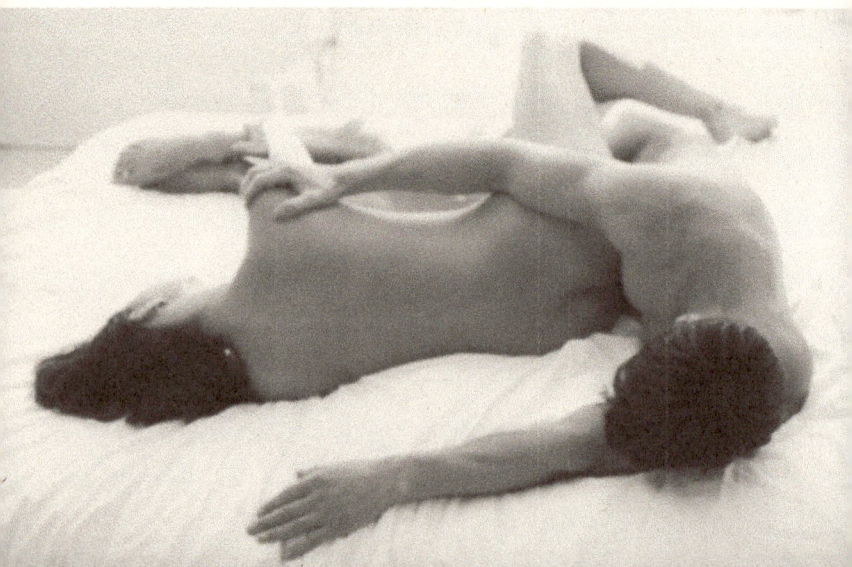

Die Frau kann die Klitoris stimulieren und die Scheidenmuskeln um den Penis herum anspannen. Wenn beide das Tempo steigern wollen, können sie sich während des Liebesspiels auch in die Hündchenstellung drehen. Da die Oberkörper nicht aneinanderliegen, ist dies keine sehr intime Stellung, aber zum Schluss kann das Paar eine liebevollere Löffelstellung einnehmen.

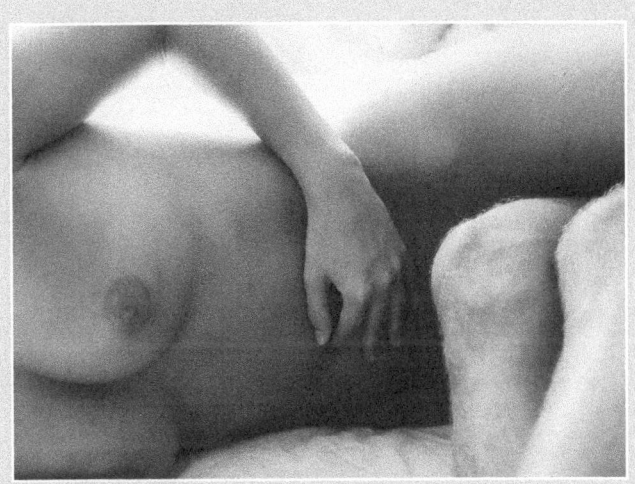

SELBSTMASSAGE

FÜR SIE: Legen Sie die Handflächen auf den Bauch, und liebkosen Sie den Nabel. Stellen Sie sich vor, dass Sie erotische Energie aus den Genitalien in den Bauch ziehen, bis er sich warm anfühlt und prickelt.
FÜR IHN: Legen Sie den Mittelfinger auf den Nasenrücken. Drücken Sie fest, schließen Sie die Augen, und »blicken« Sie zu dem Punkt, den Sie drücken. Schalten Sie Ihre Gedanken ab, und konzentrieren Sie sich ganz auf den Körper.

PARTNERMASSAGE

FÜR SIE: Halten Sie seine Füße mit den Händen, und drücken Sie die Finger tief in die Fußsohlen. Lassen Sie die Finger dann langsam zwischen den Zehen hin und her gleiten.

FÜR IHN: Drücken Sie die Daumen zuerst in die Muskeln an der Halsbasis, und machen Sie dann an der Rückseite der Schultern weiter bis zu den Achseln. Beschreiben Sie mit den Daumen langsame, feste Kreise, so dass Sie nicht nur die Haut, sondern das Muskelgewebe massieren.

Knie und Ellbogen

Während die Frau sich auf die Knie und Ellbogen stützt, dringt er von hinten ein. Viele Paare genießen das Animalische dieser Stellung und die Bewegungsfreiheit, die sie erlaubt. Zudem kann er ziemlich tief eindringen. Maximales Eindringen ist möglich, wenn sie den Po so weit wie möglich nach oben streckt.

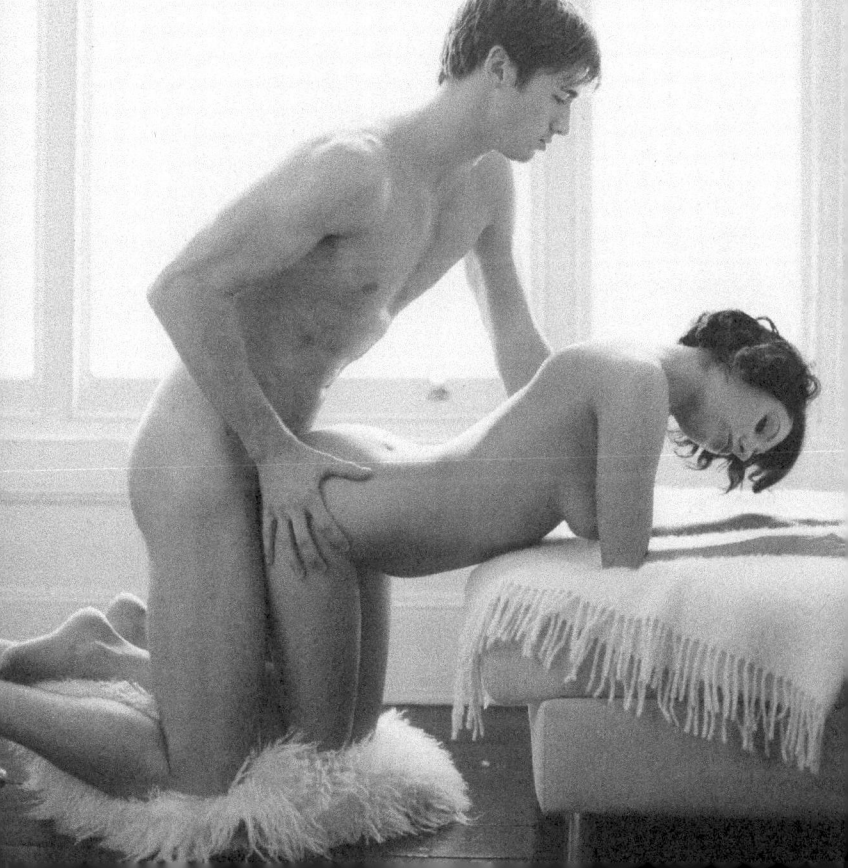

Er kann die sexuelle Spannung in dieser Position steigern, wenn er Rhythmus und Tiefe seiner Stöße variiert. Er kann zum Beispiel abwechseln zwischen kurzen Stößen, die kaum über den Scheideneingang hinausreichen, und tiefen Stößen, die den G-Punkt stimulieren; oder er kann mal stoßen, mal mit den Hüften wackeln.

Es gibt mehrere Varianten dieser Stellung. Die Frau kann den Körper anheben, so dass er parallel zum Körper des Mannes liegt. Er kann in einer tiefen Hocke anstatt im Knien eindringen. In diesem Fall kann die Frau die Brust auf den Boden senken, so dass er tiefer eindringen kann.

Wenn sie stark genug ist, um sich mit den Armen abzustützen, kann er ihre Beine hochheben und neben seinen Hüften festhalten – diese Position nennt man Schubkarre.

SELBSTMASSAGE

FÜR SIE: Legen Sie den Zeigefinger und den Mittelfinger an beide Seiten der Klitoris, und bewegen Sie sie dann wie eine sich öffnende und schließende Schere.

Sie können die Klitoris auch einfach drücken. Dadurch lösen Sie andere Empfindungen aus als beim üblichen Streicheln. Schließen Sie die Augen, und genießen Sie die Lustgefühle.

FÜR IHN: Strecken Sie eine Hand nach hinten, und streicheln Sie den Damm, während Sie stoßen.

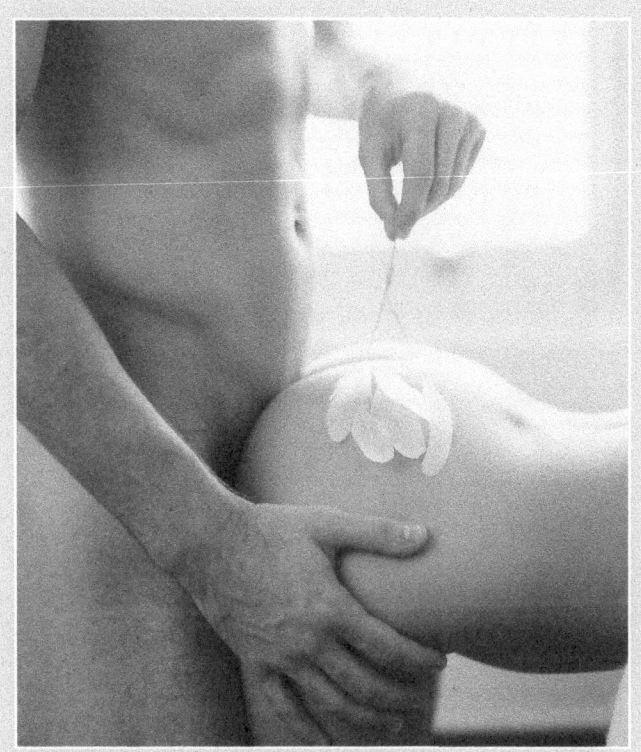

PARTNERMASSAGE

FÜR SIE: Versuchen Sie, die Füße auf die Waden des Partners zu legen und ihn mit den Zehen zu streicheln.

FÜR IHN: Sie haben freien Zugang zum Po der Partnerin. Kitzeln Sie die Partnerin mit den Fingerspitzen, einer Feder oder einem anderen improvisierten Massageinstrument. Wenn sie fester berührt werden möchte, drücken Sie die Fingerknöchel in ihre Gesäßmuskeln und drehen Sie sie hin und her.

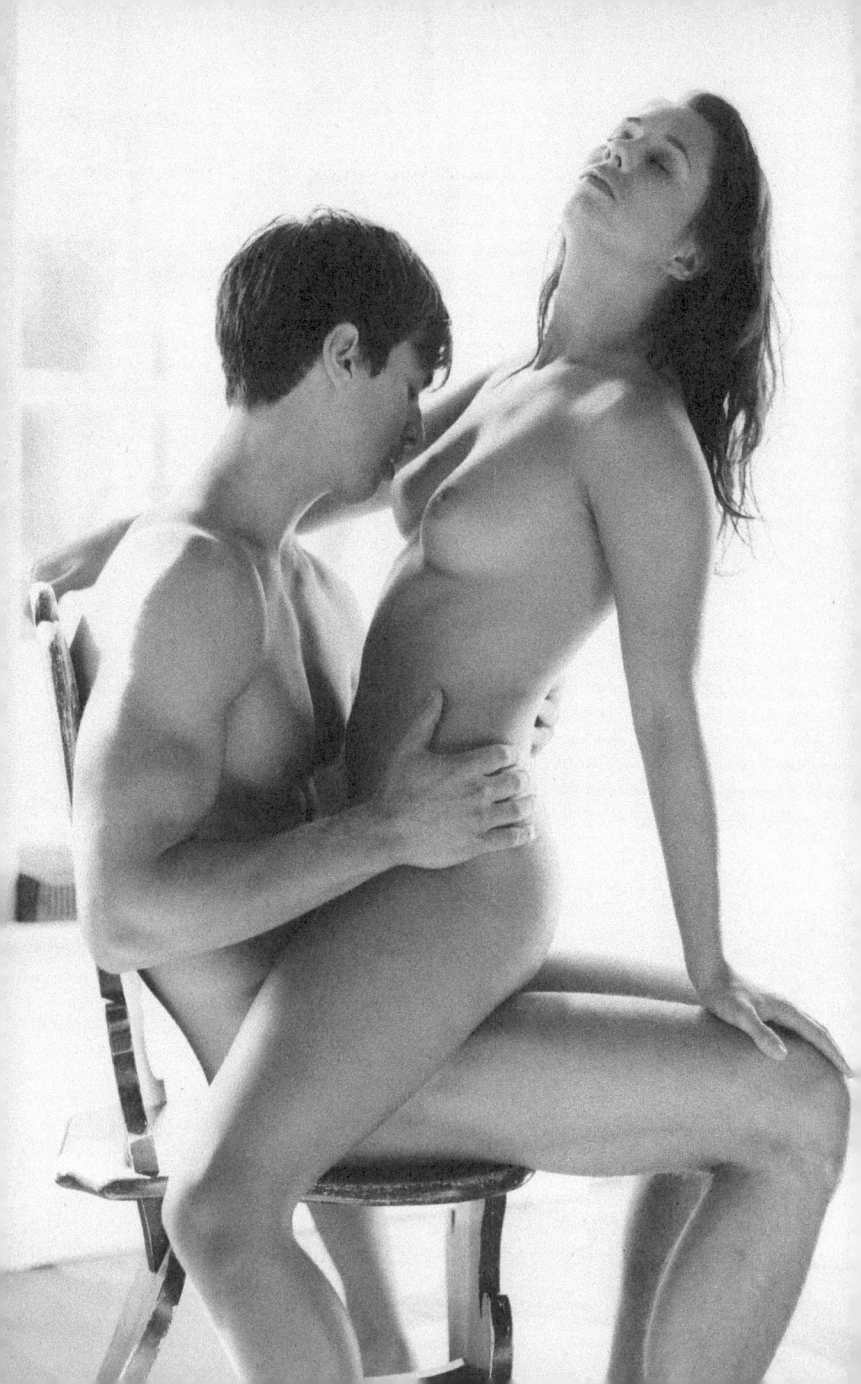

Beckentanz

Dies ist eine großartige Stellung, wenn das Paar spontan Lust auf leidenschaftlichen Sex bekommt, und eine erfrischende Abwechslung, wenn es normalerweise ins Schlafzimmer geht.

Er sitzt auf einem Stuhl, und sie setzt sich einfach mit gespreizten Beinen auf ihn. Wenn die beiden es wirklich eilig haben, brauchen sie sich nicht einmal auszuziehen: Er lässt die Hose fallen, und sie hebt den Rock.

Sie kann die meisten Bewegungen steuern und deshalb leicht den Orgasmus erreichen. Wenn sie das Becken hebt und senkt, gleitet sie auf dem Penis auf und ab. Um noch dominanter zu sein, kann sie die Füße auf die Sitzfläche des Stuhls stellen und die Hände im Nacken des Partners verschränken, um sich festzuhalten. Dann bewegt sie sich aus der Hocke auf und ab.

Beide können die Oberschenkel mit Öl oder Gleitmittel schlüpf-

SELBSTMASSAGE

FÜR SIE: Legen Sie eine Fingerspitze auf die Lippen. Saugen Sie den Finger langsam in den Mund, und liebkosen Sie ihn sanft mit der Zunge und den Zähnen. Das ist sinnlich für Sie, aber es erregt auch den Partner!

FÜR IHN: Ihr Bewegungsspielraum ist in dieser Stellung ziemlich eingeschränkt; aber Sie können die Partnerin loslassen, wenn sie sich am Stuhl festhält. Dann können Sie sich selbst verwöhnen. Streicheln Sie Ihre Brust, kneifen Sie die Brustwarzen, streichen Sie mit den Händen im Rhythmus ihrer Bewegungen kräftig über die Oberschenkel.

rig machen, so dass sie aneinandergleiten (verzichten Sie aber auf Öl, wenn Sie ein Kondom benutzen).

Wenn er stark genug und sie nicht zu schwer ist, kann er aufstehen, während sie die Beine um seine Taille schlingt. Er kann sich auch an eine Wand lehnen, während sie die Füße an der Wand abstützt und sich auf seinem Penis hin und her bewegt.

PARTNERMASSAGE

FÜR SIE: Reiben Sie den Oberkörper mit Öl oder Gleitmittel ein. Bewegen Sie sich am Partner langsam auf und ab, und drehen Sie sich seitwärts, so dass Ihre Brüste über seine Lippen gleiten.

FÜR IHN: Massieren Sie die Partnerin mit dem Mund. Züngeln Sie über ihre Brustwarzen; lecken Sie eine Linie zwischen den Brüsten, und pusten Sie darauf; beißen Sie vorsichtig ihre Arme, und saugen Sie daran; knabbern Sie mit den Lippen an ihren Brüsten – dort, wo sie in den Rumpf übergehen; drücken Sie eine Reihe von Küssen auf ihr Schlüsselbein.

Löffelstellung

Viele Paare schlafen in der Löffelstellung und nehmen sie auch beim Sex ein. Sie ist bequem und intim, und weder der Mann noch die Frau dominiert. Sie erleichtert den geruhsamen Sex und löst dennoch starke Empfindungen aus, weil er von hinten tief eindringt. Nach dem Sex kann das Paar in dieser Stellung bleiben und die entspannte Nähe beider Körper genießen (wenn er ein Kondom trägt, sollte er jedoch den Penis herausziehen, ehe er schlaff wird). Dies ist eine ideale Stellung in den letzten Monaten der Schwangerschaft, wenn der Bauch der Frau für andere Stellungen zu dick ist.

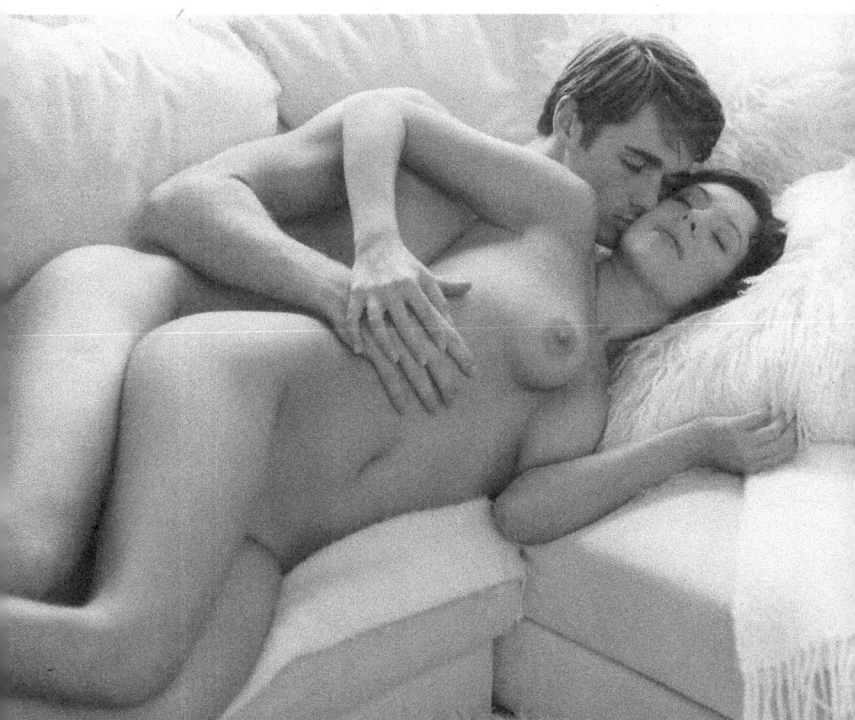

Es gibt mehrere Varianten der Löffelstellung. Die Frau kann ein Bein strecken und eines beugen. Je weiter sie die Knie an die Brust zieht, desto tiefer kann der Partner eindringen. Um besser an die Klitoris heranzukommen, kann die Frau die Beine spreizen und das obere Bein um den Partner legen. Er kann den Winkel ändern, in dem er eindringt: Wenn er den richtigen Winkel erwischt, trifft der Penis den G-Punkt der Partnerin und löst intensive Lustgefühle aus.

Wenn das Paar die Stellung wechseln möchte, kann der Mann sich auf den Rücken drehen und die Frau mitnehmen. Dann kann sie sich in der umgekehrten Reitstellung (siehe Seite 109–111) auf ihn setzen.

SELBSTMASSAGE

FÜR SIE: Schieben Sie die Finger zwischen die Beine, so dass sie die Klitoris (fast) berühren. Wenn Sie die Hand nicht bewegen können, weil die Schenkel geschlossen sind, halten Sie die Hand still und wippen mit den Hüften nach hinten und vorne, um auf diese Weise Reibung zu erzeugen.

FÜR IHN: Drücken Sie auf die Peniswurzel, während Sie in die Partnerin stoßen. Das hilft, die Erektion in dieser Stellung aufrechtzuerhalten.

PARTNERMASSAGE

FÜR SIE: Kitzeln und streicheln Sie den Partner im Nacken mit den Nägeln und auch mit den Fingerspitzen.

FÜR IHN: Drücken Sie die Finger fest in die Oberschenkelmuskeln (so weit unten wie möglich) der stark erregten Partnerin. Halten Sie den Druck beständig aufrecht, und lassen Sie die Finger aufreizend langsam den Oberschenkel hinaufgleiten.

Gesicht an Gesicht

Dies ist eine der besten Stellungen, wenn die Partner einander besonders nah sein wollen. Im Tantra wird diese Sitzstellung oft empfohlen, weil man in ihr lange in Orgasmusnähe verweilen kann. Sie stimuliert genug, um die Erregung aufrechtzuerhalten, aber nicht so sehr, dass der Höhepunkt sich nicht mehr hinauszögern lässt. Das Wichtigste ist, dass die Partner einander zugewandt sind; sie kön-

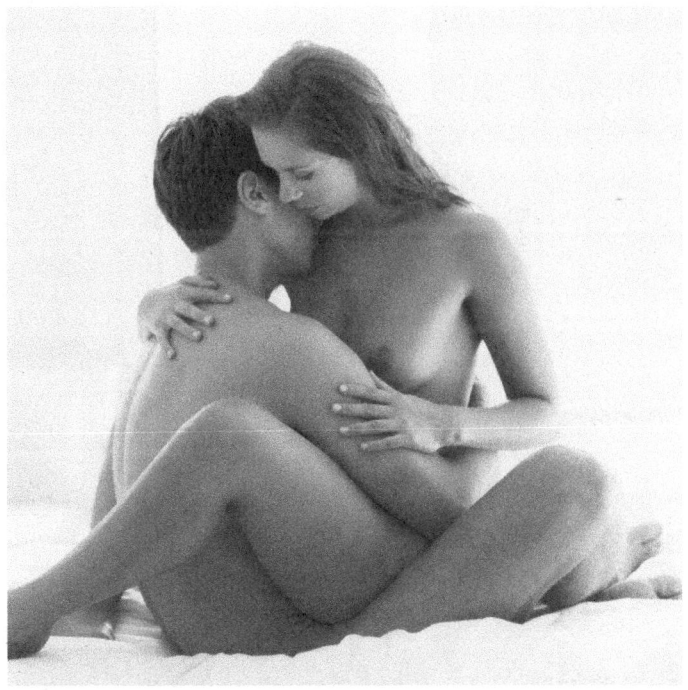

nen sich also in die Augen sehen, zärtliche Küsse austauchen und ein wirklich sinnliches Liebesspiel genießen.

Um in diese Stellung zu gelangen, setzt sich der Mann mit gekreuzten Beinen auf den Boden oder aufs Bett, und die Frau setzt sich auf ihn und umschlingt ihn so mit den Beinen, dass ihre Füße auf seinem Rücken liegen. Er kann ein Kissen auf den Schoß legen, falls das für sie bequemer ist.

Dies ist auch eine gute Ausgangsstellung, wenn sie sich auf ihn legen will oder umgekehrt. Beide können sich auch sanft auf die Seite fallen lassen. Wenn die Partner etwas Neues ausprobieren möchten, halten sie sich an den Händen und lassen sich langsam nach hinten sinken, bis sie mit dem Kopf an verschiedenen Enden des Bettes liegen. Dann strecken sie die Beine, halten sich weiter an den Händen und ziehen und schieben einander.

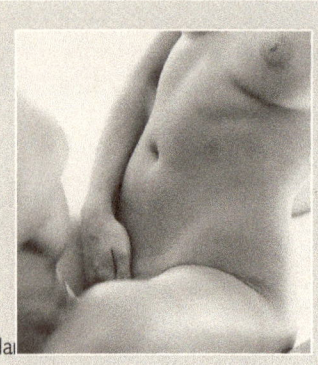

Hai

SELBSTMASSAGE

FÜR SIE: Stützen Sie sich hinten mit einer Hand ab, und drücken und reiben Sie mit der anderen Hand die Stelle knapp vor der Klitoris. Wenn der Partner sich leicht zurücklehnt, kann er dabei zuschauen.

FÜR IHN: Streichen Sie mit den

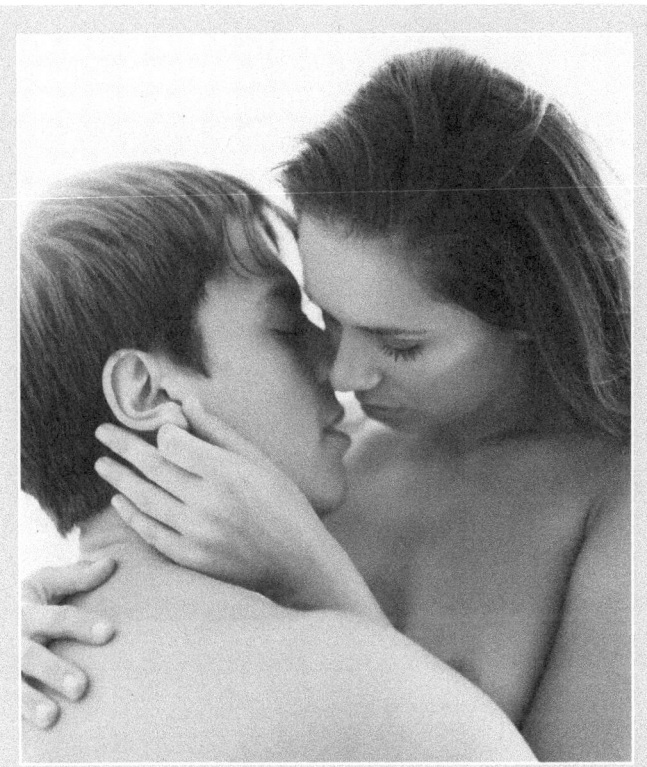

PARTNERMASSAGE

FÜR SIE: Kneifen und streicheln Sie das Ohrläppchen des Partners mit Daumen und Zeigefinger, und küssen Sie ihn gleichzeitig sanft auf die Lippen.

FÜR IHN: Massieren Sie den Rücken der Partnerin mit langen, flie-ßenden Bewegungen der Hände von den Schultern bis zum Po und zurück. Es wird erotischer, wenn Sie die Fingernägel über die Haut gleiten lassen.

Enger Stand

Diese Stellung eignet sich hervorragend für spontanen Sex, vor allem in einem engen Raum – etwa in der Dusche – oder wenn weder ein Bett noch eine andere geeignete Fläche vorhanden ist, auf die man sich legen könnte. Die Frau schlingt einfach die Arme um den Hals und ein Bein um die Taille des Mannes. Er muss wahrscheinlich ein wenig in die Knie gehen, um einzudringen. Diese Stellung kann etwas wacklig sein; es ist daher ratsam, dass er oder sie sich an einer Wand abstützt, um das Gleichgewicht zu halten.

Wie brauchbar diese Stellung ist, hängt von der Größe der Partner ab: Es ist ungünstig, wenn er erheblich größer ist als sie. Wenn er kaum oder gar nicht eindringen kann, sollte sie Schuhe

---

SELBSTMASSAGE

Da diese Stellung oft beim spontanen Sex eingenommen wird, bleibt vielleicht wenig Zeit fürs Vorspiel.

Aber wenn Sie merken, dass Sie in der richtigen Stimmung für eine schnelle Nummer sind, können Sie vorher noch ein wenig Selbstmassage genießen.

FÜR SIE: Streicheln Sie den G-Punkt, die Vagina und die Klitoris vor dem Sex mit den Fingern – je erregter Sie sind, desto leichter fällt es Ihrem Partner, im Stehen einzudringen.

FÜR IHN: Stimulieren Sie den Penis vor dem Sex mit der Hand, damit er so hart wie möglich wird. Packen Sie ihn an der Wurzel, damit er erigiert bleibt.

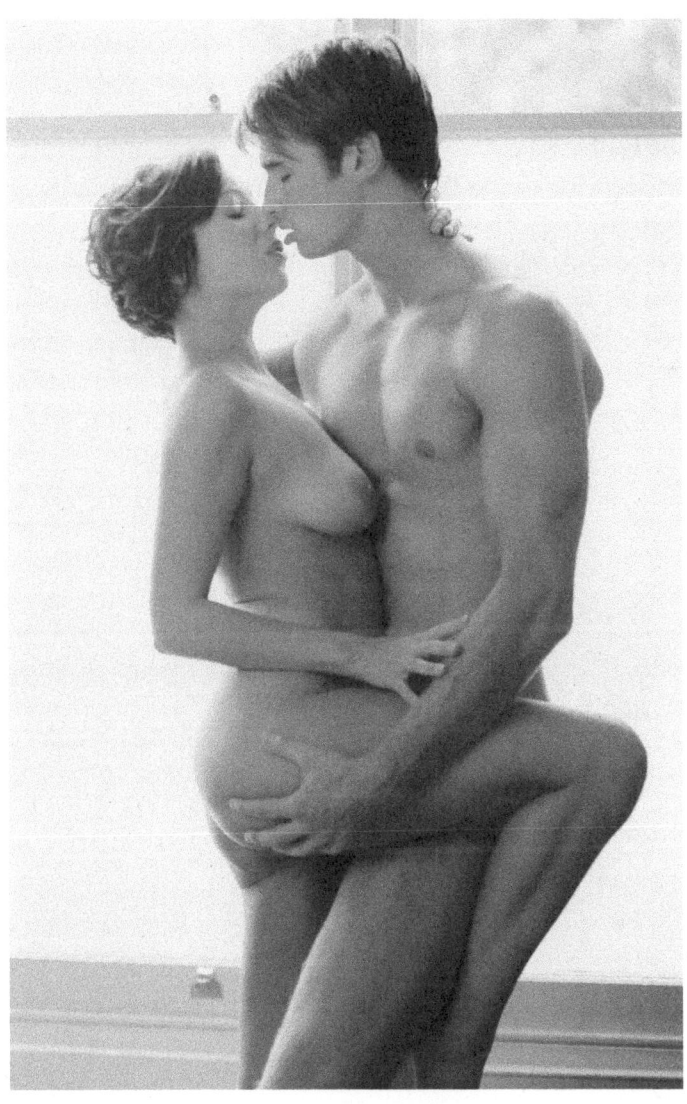

mit hohen Absätzen tragen, auf den Zehenspitzen stehen, ihr Bein hoch anheben oder etwas erhöht stehen, zum Beispiel auf einer Treppenstufe. Zudem kann der Mann tief in die Hocke gehen oder die Partnerin hochheben, so dass sie beide Beine um seine Taille schlingen kann. In dieser Stellung hat das Paar wenig Bewegungsfreiheit, aber die aufreizend langsamen, behutsamen Stöße des Penis machen den Mangel wett. Wenn das Paar eine Stellung einnehmen will, in welcher der Mann freier stoßen kann, dreht die Frau sich um, so dass er von hinten eindringen kann, während beide stehen.

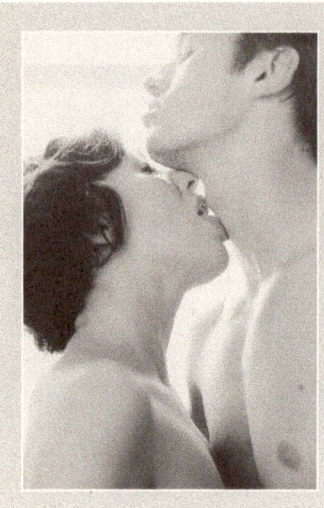

PARTNERMASSAGE

FÜR SIE: Lecken und küssen Sie den Partner an den empfindlichen Seiten des Halses und entlang der Kieferlinie, und knabbern Sie mit den Lippen daran.
FÜR IHN: Drücken Sie die Finger fest in die Mitte ihrer Pobacke, und beschreiben Sie dann langsam eine Linie an der Innenseite ihres angehobenen Oberschenkels entlang und zurück. Verwenden Sie Öl, damit die Finger besser gleiten.

Erotik am Abend

Bringen Sie den Partner in Stimmung, damit er Lust bekommt, ein paar neue Stellungen mit dieser höchst erotischen Berührungstechnik auszuprobieren. Sie ist nach einem langen, harten Arbeitstag besonders wohltuend und weckt das Interesse an sexuellen Abenteuern.

Der Partner legt sich bäuchlings aufs Bett. Sie formen die Hände zu Klauen und streichen mit steifen Fingern über seine Waden, Oberschenkel und Pobacken. Fragen Sie den Partner, ob diese Massage leicht oder kräftig sein soll – richten Sie sich immer nach seinen Wünschen.

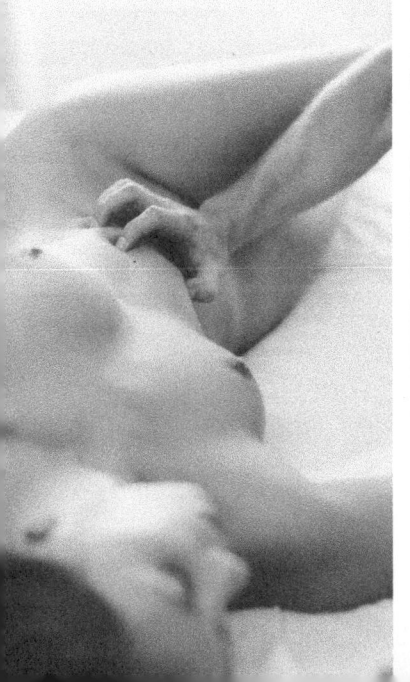
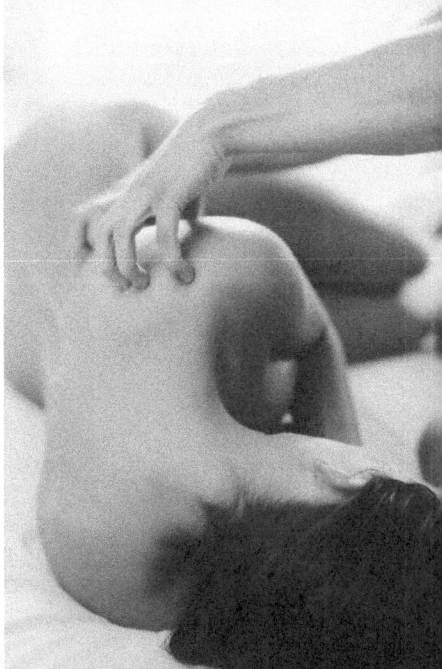

Streichen Sie nun mit Ihren »Klauen« über den Rücken, die Schultern und die Arme des Partners. Am Hals und am Kopf benutzen Sie nur Daumen, Zeigefinger und Mittelfinger. Jetzt ist der Partner entspannt und empfindsamer und kann sich auf den Rücken drehen. Streichen Sie dann mit Ihren »Klauen« leicht über seinen Bauch. Ziehen Sie die Finger dabei jeweils nach unten, bis sie den Genitalien aufreizend nah sind. Nun spreizt der Partner die Beine, und Sie streichen nur mit dem Zeige- und Mittelfinger als »Klaue« vom Nabel nach unten. Wenn der Mann massiert, streicht er über das Schamhaar der Partnerin und die Vulva entlang. Wenn die Frau massiert, kann sie die Fingerspitzen am Penis entlang zu den Hoden und zum Damm ziehen. Nach diesem erotischen Spiel fühlen Sie sich hoffentlich beide erfrischt und können sich eine (oder mehrere!) Stellungen aus diesem Kapitel auswählen.

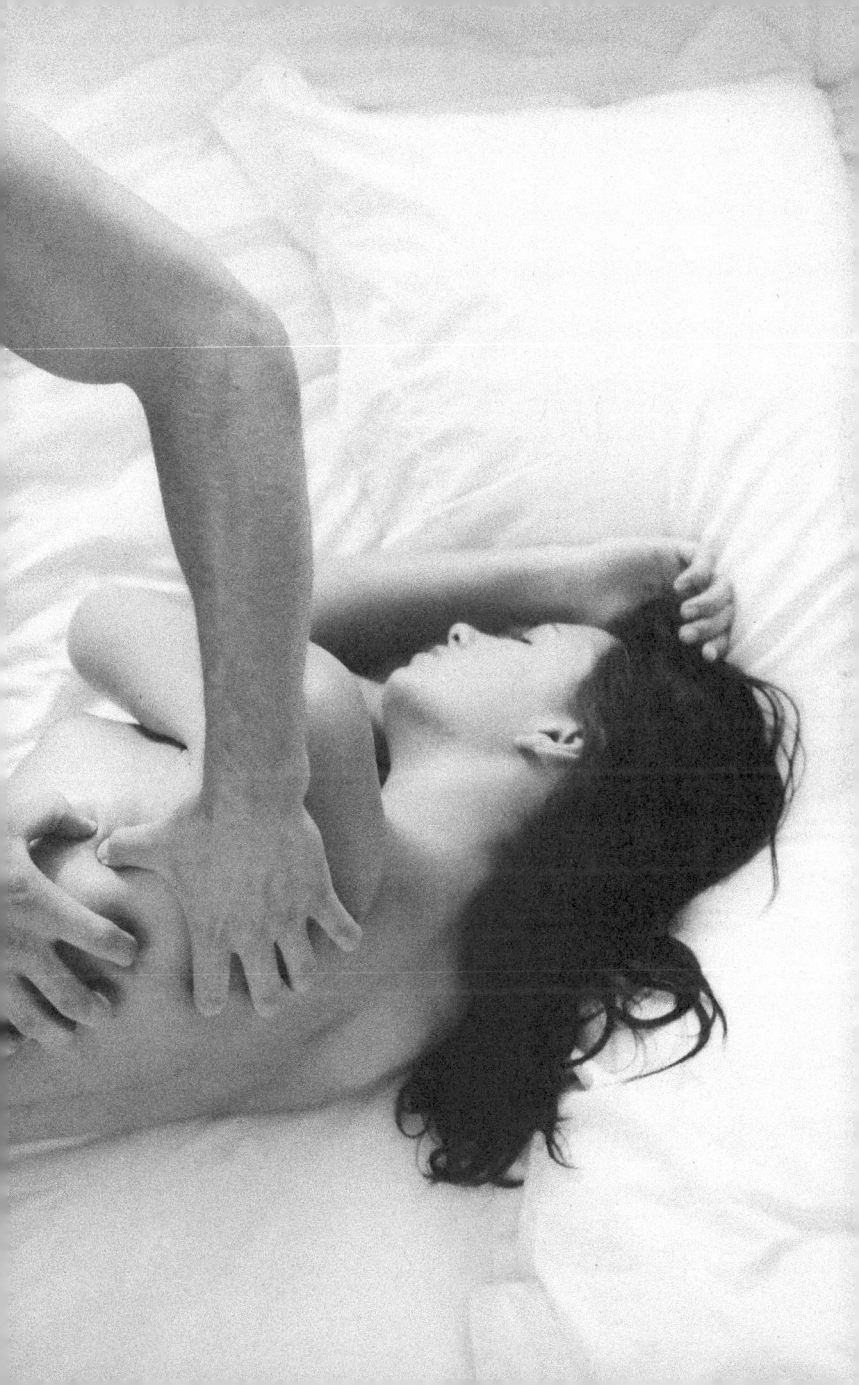

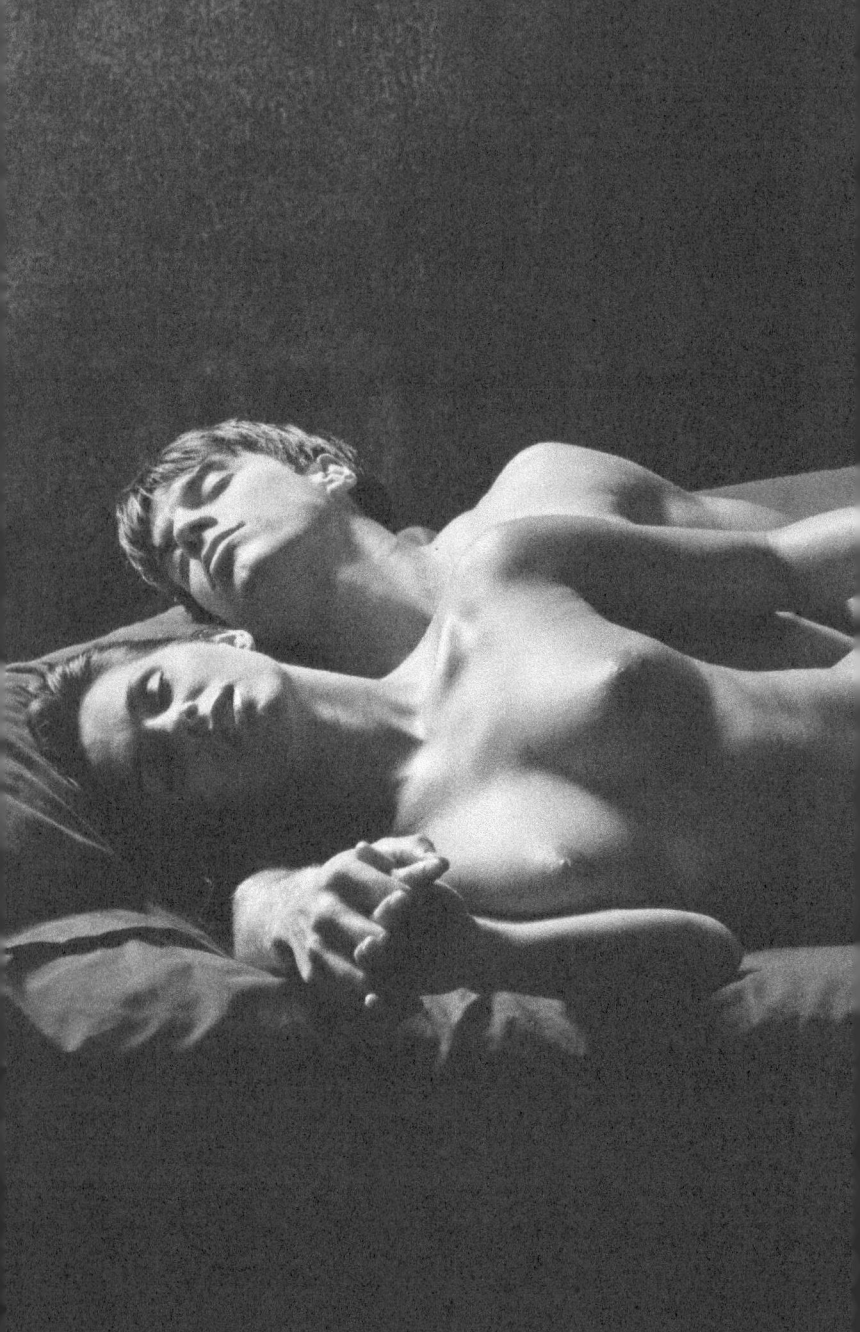

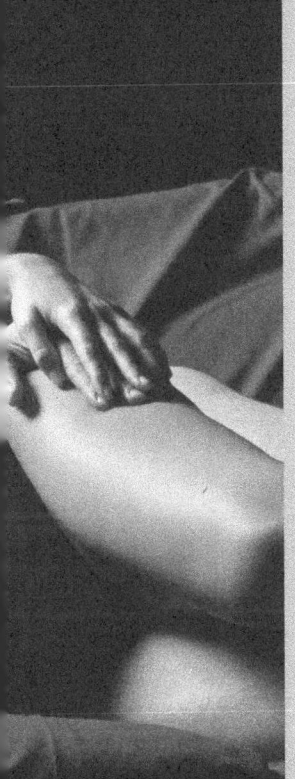

KAPITEL VIER

Tantrische Berührung

Die tantrische Berührung ist die nächste Stufe der sinnlichen Massage. Wenn Sie regelmäßig Tantra üben, lernen Sie, dass Sie nicht nur sexuelle Lust, sondern auch sexuelle Energie geben und empfangen können. Sie halten die Hand über die Haut des Partners und spüren das Pulsieren und Prickeln der Energie, die durch Ihre Fingerspitzen fließt. Mit dieser Energie können Sie den Partner heilen, seine Verspannung lösen und ihn sogar auf neue Gipfel der sinnlichen Empfindsamkeit führen.

Tantra entdecken

Die Übungen in diesem Kapitel wollen Ihnen durch tantrische Berührungstechniken einen Eindruck vom Tantra vermitteln. Tantra hat für verschiedene Menschen unterschiedliche Bedeutungen. Einer weit verbreiteten Meinung zufolge handelt es sich dabei um esoterische und rätselhafte Praktiken und Kulte. Aber für jene, die Tantra kennen, ist es eine sehr praktische Methode, das sinnliche und sexuelle Band zwischen Liebenden zu stärken.

DIE KRAFT DER TANTRISCHEN BERÜHRUNG

Sie können von tantrischen Berührungstechniken in vieler Hinsicht profitieren. Vielleicht wollen Sie den Körper von Spannungen befreien, die er seit Jahren gespeichert hat, oder Sie wollen in spielerischen Bewegungen schwelgen. Aber Sie können auch den »Energiekörper« stimulieren und den Energiestrom durch die Chakras (siehe unten) fördern.

ENERGIE DURCH BERÜHRUNG LENKEN

Nach der Lehre des Tantra besitzen wir nicht nur einen materiellen, sondern auch einen »feinstofflichen« Körper oder Energiekörper, der aus Kanälen und Chakras besteht. Das Wort »Chakra« bedeutet »Rad«. Gemeint ist ein Wirbel aus Licht, in dem Energie gebündelt ist. Es gibt sieben Chakras, die auf einer Linie mit der Wirbelsäule liegen. Jedes symbolisiert eine unterschiedliche Ebene der Bewusstheit. Das erste Chakra liegt im Damm, das siebte ist die »Krone« des Kopfes. Die anderen befinden sich im Bauch, im

Solarplexus, im Herzen, in der Kehle und in der Stirn zwischen den Augenbrauen. Durch Massage können Sie Energie durch die Chakras nach oben leiten (siehe Seite 159–160). Das kann eine wundervolle Wirkung auf den Partner haben und ihn erfrischen und entspannen.

SEXUELLE ENERGIE NUTZEN

Ein wichtiges Ziel des Tantra besteht darin, sexuelle Energie zu nutzen, das heißt, sie durch die Chakras umzuleiten, anstatt sie durch einen Orgasmus »hinauszuwerfen«. Wenn diese Energie die Chak-

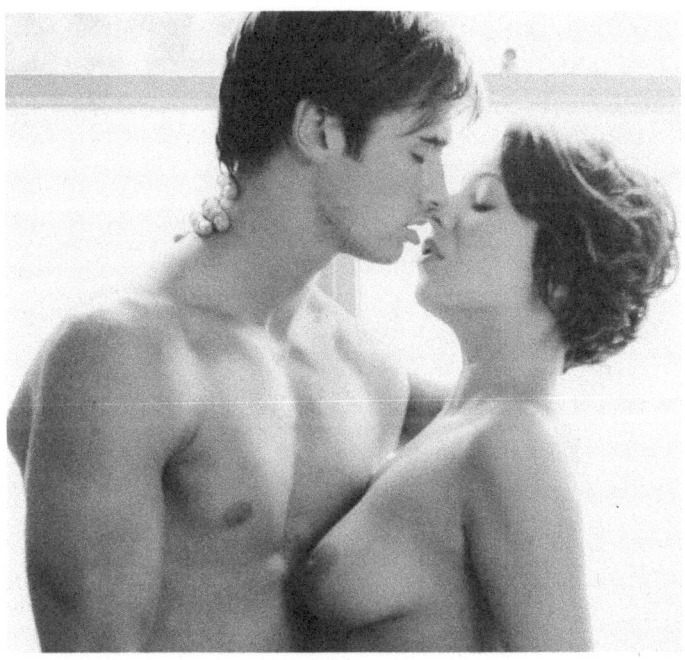

ras des Herzens und des Kopfes erreicht, erweitert sich das Bewusstsein. Menschen, die Tantra praktizieren, berichten von glückseligen oder ekstatischen Erfahrungen.

Die Tantralehrerin Margot Anand schreibt: »Sex ist meist sehr dynamisch. Sie bewegen sich heftig, atmen schwer und bauen sexuelle Leidenschaft auf, bis Sie die Energie schließlich in einer Explosion nach außen abgeben. Im Gegensatz dazu ähnelt der Orgasmus des Gehirns dem ruhigen, endlosen Gleiten eines Drachens im Wind. Sie gelangen mühelos in einen Zustand des Schwebens, als hätten die Grenzen des Körpers sich ausgedehnt.« Viele Menschen beschreiben bei solchen Gipfelerlebnissen auch ein Gefühl der Einheit mit ihrem Partner. Mit tantrischen Berührungstechniken – etwa durch Streicheln mit den Fingerspitzen (siehe Seite 167–169) – können Sie die erotische Glückseligkeit langsam und allmählich aufbauen, so dass der Sex zu einer langen und überaus lustvollen Reise wird.

TANTRA IN DER PRAXIS

Zum Tantra gehören Visualisieren, Blickkontakt, Massage, Atemübungen und Muskelkontraktionen. Das alles wird beim Sex, aber auch unabhängig davon geübt. Die kombinierte Wirkung besteht darin, dass das Berühren zu einer meditativen Handlung wird, bei der Sie sich ganz auf den Augenblick konzentrieren.

Im Gegensatz zu einer populären Meinung sind tantrische Praktiken keine Schnellstraße zum Superorgasmus, und Ihr Partner sollte nicht zu früh zu viel erwarten. Die glückseligen, meditativen Erfahrungen, die Tantra zu bieten hat, sind subtil, und es kann dauern, bis man sie wahrnimmt.

Den Muskelpanzer ablegen

Wir alle könnten den Sex viel mehr genießen, wenn es uns gelänge, den Stress und die Sorgen des Alltags abzuschütteln. Tantralehrer empfehlen, zuerst die Spannungen abzubauen, die sich im Laufe von Monaten und Jahren – oder sogar ein Leben lang – angesammelt haben. Erst dann können wir den Sex wirklich voll auskosten.

Viele von uns haben verspannte Muskeln als Folge negativer emotionaler Erfahrungen im Leben. Wenn etwas Unangenehmes oder Traumatisches geschieht, spannen wir uns an und »speichern« die Erfahrung im Körper. Anstatt offen, dynamisch und empfindsam zu sein, wird der Körper dann nach und nach abgestumpft und wehrt sich gegen Berührungen. Die Energie kann nicht mehr frei durch den Körper fließen, sondern ist blockiert und schränkt unsere sexuelle Erfahrung und Lust ein.

WAS IST EIN MUSKELPANZER?

Man kann die Abwehrreaktion gegen negative Erfahrungen als »Muskelpanzer« bezeichnen. Diese Idee hatte der österreichische Psychoanalytiker Wilhelm Reich (1897–1957). Obwohl der Körper sich auf diese Weise vor Schmerzen und Traumata schützt, schränkt der Panzer auch seine Fähigkeit ein, Lust und Sinnlichkeit zu genießen.

DER GENITALE PANZER

Tantralehrer sagen, dass die Genitalien ebenso sehr wie andere Körperteile zu Blockaden neigen. Der genitale Panzer kann die

Folge unangenehmer oder traumatischer sexueller Erlebnisse sein, bei Frauen auch die Folge einer Abtreibung oder einer operativen Entfernung der Gebärmutter.

Eine einfache und häufige Ursache bei beiden Geschlechtern sind die negativen Aussagen über ihre Genitalien, die sie als Kinder hören mussten. Vielleicht wurden sie zurechtgewiesen, wenn sie ihre Genitalien berührten, oder sie lernten sogar, sich ihrer Geschlechtsorgane zu schämen.

Der genitale Panzer kann sowohl beim Mann wie auch bei der Frau unterschiedliche Wirkungen haben:

- geringe Empfindsamkeit beim Sex (womöglich gar beim zärtlich erotischen Liebesspiel)
- geringe Empfindsamkeit beim Masturbieren
- die Unfähigkeit, den Orgasmus zu erreichen oder starke, befriedigende Orgasmen zu haben
- das Bedürfnis nach vielen starken und schnellen genitalen Stimulationen
- Chronische Verspannung der Muskeln im Bereich des Afters, der Vagina und des Penis (dann ist es schwer, sich »gehen zu lassen« und erotische und sinnliche Lust voll auszukosten).

HEILENDE MASSAGE

Tantrische Massage kann den genitalen Panzer langsam und systematisch auflösen. Der Geist, in dem die Massage verabreicht wird, ist wichtiger als die Technik. Wenn Sie eine tantrische Heilmassage verabreichen, sollten Sie sanft, liebevoll, hilfsbereit und mitfühlend sein.

Wenn Sie eine Tantramassage empfangen, sollten Sie durchaus

auch mit unangenehmen seelischen und körperlichen Empfindungen rechnen. Manche Menschen berichten von blitzartigen Erinnerungen an frühere sexuelle Erfahrungen, wenn bestimmte Teile ihrer Genitalien massiert werden.

Was die tantrische Massage von anderen Genitalmassagen unterscheidet, ist die Absicht, die dahintersteht – sie will nicht erregen, sondern heilen –, und die Vorbereitung. Rituale wie die Schaffung eines heiligen Ortes (siehe Seite 154–155) und der Aufenthalt dort sowie das Aufwecken der Sinne (siehe Seite 156–158) versetzen Sie in einen Zustand der Achtsamkeit, der die Heilung fördert.

Viele Liebespaare berichten, dass Tantramassage sie einander näher bringt, weil sie verwundbar macht und viel Vertrauen voraussetzt. Wenn die Massage Verspannungen löst und die Genitalien zu heilen beginnen, kehrt die Empfindsamkeit zurück, so dass der Sex für beide Partner sinnlicher und erotischer wird.

IM AUGENBLICK VERWEILEN

Das Aufgehen in Berührungen, Empfindungen und Sinnlichkeit ist ein wichtiger allgemeiner Teil des Tantras. Wir müssen im Augenblick verweilen und uns in die körperlichen Empfindungen versenken, anstatt zu überlegen, was wir tun sollen.

Tantralehrer empfehlen oft, Spaß und Verspieltheit in die Übungen zu integrieren. Wenn wir uns wieder wie Kinder wundern und freuen können, verbinden wir uns inniger mit uns selbst und unserem Partner. Die schlüpfrige Ölmassage (siehe Seite 101–103) hilft Ihnen, das Spielerische an der Berührung zu entdecken.

Das Sexheiligtum

Tantrischer Sex legt großen Wert auf Rituale. Sie helfen Ihnen, sich zu konzentrieren, und ziehen eine Grenze zwischen dem Alltag und dem Zeremoniellen. Mit einem Platz, an dem Sie und Ihr Partner einander genießen können, sagen Sie: »Wir wollen einander feiern und uns dabei Zeit lassen. Das ist uns wichtig.« Selbst wenn Sie kein Zimmer zu einem dauerhaften Heiligtum machen können, lohnt es sich, das Schlafzimmer oder das Wohnzimmer nur für einen Tag oder eine Nacht umzuwidmen.

EIN HEILIGTUM SCHAFFEN

Wie würden Sie den Raum beschreiben, in dem Sie einander massieren und lieben? Fühlt er sich wie ein Heiligtum an, in dem Sie sich ganz der Lust hingeben können? Oder gibt es ablenkende Stö-

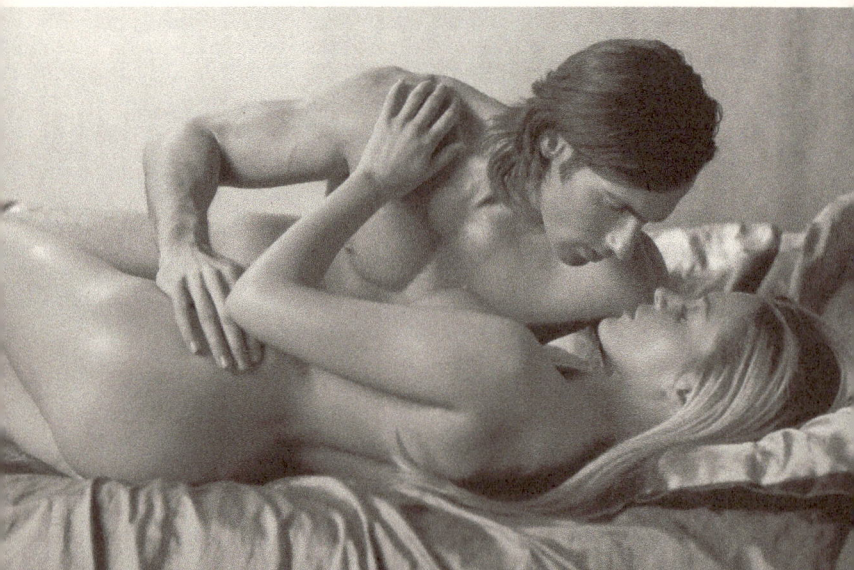

FLACKERNDES KERZENLICHT

Ungewohnte Lichtverhältnisse im Zimmer beeinflussen die Atmosphäre und die Stimmung schnell und wirksam. Benutzen Sie mehrere Lampen anstatt einer Deckenleuchte, um ein sanftes, einladendes Licht zu erzeugen. Besonders magisch und verführerisch ist flackerndes Kerzenlicht. Kerzen haben schon immer eine wichtige Rolle bei religiösen Ritualen gespielt und werden oft mit Romantik, Mysterien und Frieden assoziiert. Falls Sie oder Ihr Partner Hemmungen haben, wenn Sie nackt sind, hilft Ihnen das weiche Licht der Kerzen, sich zu entspannen und selbstsicherer zu werden.

renfriede, die Sie an den Alltag erinnern – zum Beispiel der Fernseher, Akten oder ein Haufen Wäsche?

Zunächst müssen Sie alles entfernen, was Sie beim Sex ablenken und Lärm erzeugen kann: Radios, Uhren, Telefone, Computer und Fernsehgeräte. Säubern Sie das Zimmer, und beseitigen Sie Gerümpel. Sie brauchen einen Raum, der so leer, sauber und praktisch ist wie möglich.

EIN SINNLICHES VERGNÜGEN

Schaffen Sie eine Umgebung, die nicht nur schön aussieht, sondern auch den Tastsinn verwöhnt und verführerisch duftet und klingt. Wählen Sie seidige Stoffe in kräftigen Farben, Bilder und Schmuckstücke, die Sie lieben, sowie natürliche Objekte wie Muscheln, Steine, Blütenblätter oder Blumen. Bettlaken, Überzüge und Kissen sollten der Haut schmeicheln. Verbrennen Sie Räucherwerk oder lassen ätherisches Öl verdampfen, legen Sie leise Musik auf oder hängen Sie Windspiele ans offene Fenster.

Das Wecken der Sinne durch Tantra

Um den Körper und die Sinne wirklich aufzuwecken, sollten Sie die folgende Methode probieren. Es ist ein wundervolles, intimes Ritual, das Sie mit Ihrem Partner vor einer Tantramassage genießen können. Zum Schluss wird Ihr Partner lebendiger und empfindsamer und völlig im Hier und Jetzt sein.

Da Sie Ihrem Partner eine ganze Reihe von Sinnesfreuden vermitteln werden, müssen Sie ein wenig vorausplanen – auf den folgenden Seiten finden Sie eine Vielzahl von Anregungen. In den ersten vier Stadien der Übung sollte der Partner sich die Augen verbinden, damit er sich besser auf die anderen Sinne konzentrieren kann.

DIE VORBEREITUNG

Setzen Sie sich mit dem Partner in Ihr Sexheiligtum. Ziehen Sie alle oder die meisten Kleider aus, aber achten Sie darauf, dass Sie nicht frieren. Entspannen Sie sich ein paar Minuten durch Schmusen, Plaudern oder Küssen; oder setzen Sie sich dicht nebeneinander, und schließen Sie die Augen oder meditieren Sie. Wenn Sie beide bereit sind, sagen Sie Ihrem Partner, dass Sie ihm die Augen verbinden möchten und dass er sich nur hinzulegen braucht, um die Leckerbissen zu genießen, die Sie für ihn vorbereitet haben.

STADIUM I

Ätherische Öle sind ein wundervolles Mittel, um die Sinne Ihres Partners anzuregen. Wählen Sie drei oder vier Öle aus: Eukalyptus, Pfefferminze, Ylang-Ylang, Rosmarin, Jasmin, Geranium und Sandelholz sind vorzüglich geeignet. Wenn Ihr Partner bestimmte Düfte mag, nehmen Sie diese.

Führen Sie einige Fläschchen mehrere Male langsam an seiner Nase vorbei. Bitten Sie ihn, dabei tief einzuatmen und zwischen den unterschiedlichen Aromen zehnmal zu atmen. So kann er alle Düfte nacheinander voll auskosten.

Beenden Sie dieses Stadium, indem Sie ein ätherisches Öl in die Luft sprühen, so dass ein feiner Nebel aus duftendem Wasser auf das Gesicht und das Haar Ihres Partners fällt.

STADIUM 2

Nun konzentriert der Partner sich auf sein Gehör, zuerst auf Laute, die am weitesten entfernt sind – im Zimmer und außerhalb –, dann auf jene, die ihm am nächsten sind. Konzentrieren Sie sich dann auf die Atmung. Atmen Sie gemeinsam tief ein und aus. Bitten Sie Ihren Partner, sich auf das Geräusch der synchronen Atmung zu konzentrieren.

Stimulieren Sie ihn nun mit einigen magischen Lauten – geben Sie ihm Nahrung für die Ohren. Spielen Sie schöne Musik, ein wenig Sprechgesang, eine Aufnahme mit Vogelstimmen oder Wellen, die ans Ufer schlagen.

Sie können auch ein Instrument spielen oder eine tibetische Klangschale, Windspiele oder Glocken benutzen: alles, was angenehme, klangvolle Laute von sich gibt.

STADIUM 3

Jetzt wenden Sie sich dem Tastsinn zu. Bitten Sie Ihren Partner, sich der Oberfläche seines Körpers bewusst zu werden, vor allem jener Teile, die den Boden berühren. Spürt er einen Luftzug? Sind einige Körperteile wärmer oder kühler als andere? Sagen Sie ihm, dass Sie ihm eine Fingerspitze auf die Lippen legen werden, aber nicht sofort. Warten Sie 30 Sekunden, um Vorfreude aufzubauen.

Streichen Sie mit der Fingerspitze langsam am Kinn und am Hals des Partners hinab, und beschreiben Sie damit Kreise und Spiralen auf der Brust und den Schultern, während der Partner Ihrem Finger mit dem geistigen Auge folgt. Wenn Sie wollen, können Sie nun zur Berührungsmeditation übergehen. Wenn nicht, beenden Sie dieses Stadium, indem Sie Ihren Partner in einen warmen Morgenmantel, einen wärmenden großen Schal oder eine Decke hüllen.

STADIUM 4

Bereiten Sie einige Speisen und Getränke vor, die Ihr Partner mag, vielleicht eine Scheibe Mango oder Ananas, ein winziges Stück dunkle Schokolade, ein Schluck Champagner, die Spitze eines Spargels, ein Tröpfchen Honig oder Sahne. Beschränken Sie sich auf winzige Mengen, und füttern Sie Ihren Partner der Reihe nach damit. Zwischendurch legen Sie Pausen ein. Beenden Sie dieses Stadium, indem Sie Ihren Partner zart küssen, so dass er zuletzt Sie schmeckt.

STADIUM 5

Damit endet das Wecken der Sinne. Nehmen Sie Ihrem Partner langsam die Augenbinde ab, und bitten Sie ihn, Sie anzusehen. Erwidern Sie den Blick, und schauen Sie einander tief in die Augen.

Die Energiemassage

Diese Massage stimuliert den feinstofflichen und den materiellen Körper Ihres Partners und fördert den Energiefluss nach oben. Am Ende der Massage fühlt er sich ruhig und doch dynamisch. Nehmen Sie sich Zeit, abzuschalten und sich miteinander zu verbinden. Probieren Sie Übungen wie das Wecken der Sinne (siehe Seite 156–158), um sich in einen Zustand der Achtsamkeit zu versetzen.

1. Schritt (siehe unten links) **Der Partner legt sich nackt auf den Bauch. Sie knien sich neben ihn und halten Ihre Handflächen in geringem Abstand über seine Wirbelsäule. Schließen Sie die Augen, und visualisieren Sie, wie sein Körper Energie ausstrahlt.**

2. Schritt (siehe unten rechts) **Wenn Sie bereit sind, bewegen Sie die Hände kreisförmig über der Wirbelsäulenbasis. Dann kreisen Sie mit**

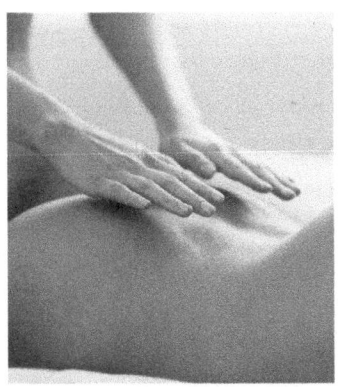 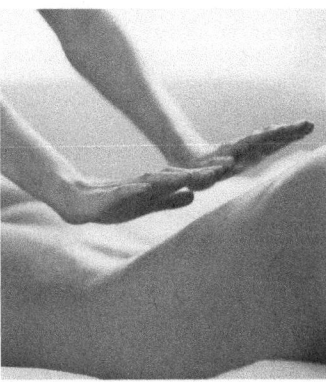

ihnen langsam über der Wirbelsäule nach oben (ohne die Haut zu berühren). Stellen Sie sich vor, dass Sie den Energiekörper des Partners berühren und Energie durch die Chakras nach oben leiten (siehe Seite 148–149).

3. Schritt Wenn Sie am Hals angelangt sind (dem Sitz des Kehlchakras), halten Sie die Hände still und bitten den Partner, negative Energie oder negative Gefühle mit dem Atmen loszulassen. Es ist hilfreich, wenn er visualisiert, dass er negative Energie in Form einer dunklen oder schmutzigen Rauchwolke ausatmet.

4. Schritt (siehe rechts) Bewegen Sie die Hände zurück zur Basis der Wirbelsäule. Jetzt berühren Sie die Haut des Partners mit den Handflächen. Legen Sie beide Hände auf die Basis der Wirbelsäule, und beschreiben Sie dort Kreise. Lassen Sie die Hände dann hinauf zum Kreuzbein gleiten, und beschreiben Sie auch dort Kreise auf der Haut.

5. Schritt Wiederholen Sie die Kreisbewegungen von Schritt 4 über dem Solarplexus sowie über dem Herz- und Kehlchakra. Wenn Sie das Kehlchakra erreicht haben, bitten Sie den Partner erneut, negative Energie in Form einer dunklen oder schmutzigen Rauchwolke auszuatmen.

6. Schritt Lassen Sie die Hände zurück zur Wirbelsäulenbasis gleiten, und wiederholen Sie die Massage mit den Handflächen, diesmal mit stärkerem Druck.

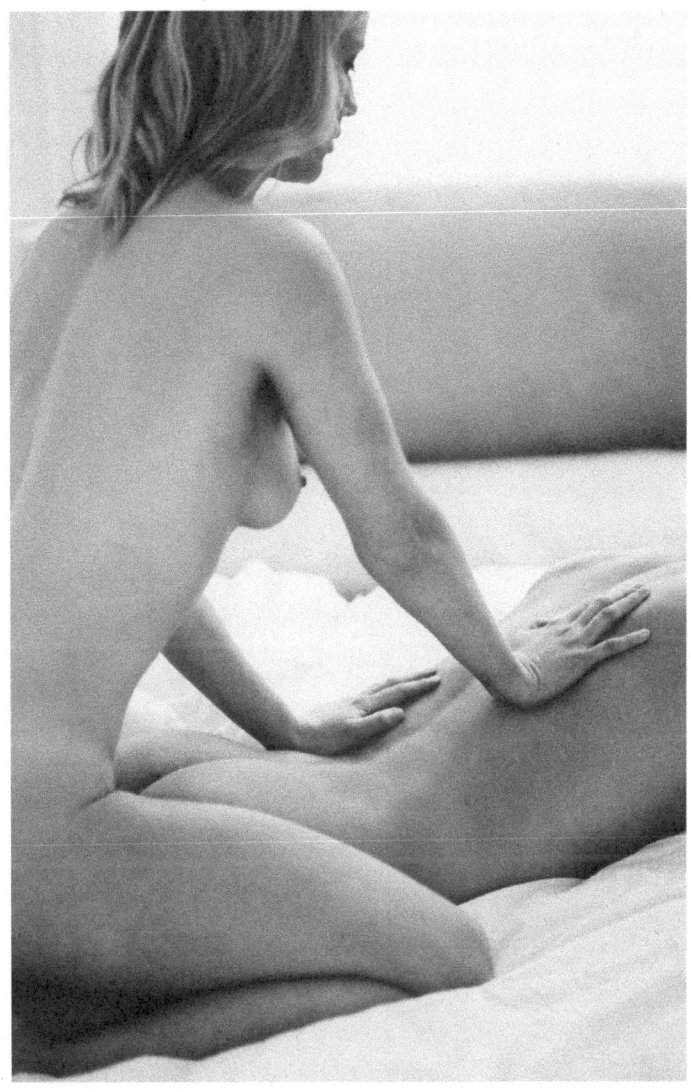

Tantramassage für sie

Diese Massage reduziert Verspannungen in den Scheidenmuskeln und in den benachbarten Muskeln. Damit werden Sie Verspannungen lösen, die sich im Laufe vieler Jahre aufgebaut haben. Vielleicht wird Ihre Partnerin während der Massage erregt; aber Sie wollen vor allem heilen, nicht erregen.

Wichtig ist, dass die Partnerin sich bei allem, was Sie tun, wohlfühlt. Darum sollte sie Ihnen reichlich Feedback geben, tief atmen und während der Massage sprechen oder stöhnen, wann immer ihr danach zumute ist. Und sie sollte sich melden, wenn Sie eine Stelle berühren, die verspannt ist oder Unbehagen auslöst. Wenn Sie eine verspannte Stelle spüren, massieren Sie weiter, bis die Verspannung sich zu lösen beginnt. Sollte das schmerzhaft sein, hören Sie auf oder wenden eine andere Massagetechnik an.

DAS AUFWÄRMEN
Fragen Sie um Erlaubnis, ehe Sie anfangen. Beschreiben Sie dann mit dem eingeölten Finger behutsam Kreise um den Scheideneingang. Fragen Sie die Partnerin nach einer Weile, ob Sie mit dem Finger eindringen dürfen. Wenn sie einverstanden ist, schieben Sie die Spitze des Fingers in die Vagina (benutzen Sie zwei Finger, wenn sie will).

GEWEBERINGE
Stellen Sie sich vor, die Vagina Ihrer Partnerin bestehe aus mehreren übereinanderliegenden Geweberingen oder -bändern. Der erste Ring befindet sich gleich hinter dem Scheideneingang, der

letzte vor dem Gebärmutterhals. Sie massieren jeden dieser Geweberinge nacheinander langsam und kräftig. Welche Technik Sie anwenden, ist unwichtig. Sie können zum Beispiel festen, statischen Druck mit der Fingerspitze ausüben oder damit Kreise beschreiben. Fragen Sie die Partnerin, was am wirksamsten und angenehmsten ist.

DER G-PUNKT

Tantramassage ist auch an der vorderen Scheidenwand wirksam, vor allem auf dem G-Punkt (siehe Seite 89). Wenn Sie diese Stelle nicht finden, bitten Sie Ihre Partnerin um Hilfe. Viele Frauen reagieren heftig, wenn der G-Punkt längere Zeit massiert wird.

Dort ist bisweilen eine Menge Spannung gespeichert, deren Ursache unbefriedigende oder enttäuschende sexuelle Erfahrungen in der Vergangenheit sind. Tiefe Massage kann der Partnerin große Erleichterung verschaffen und ihr helfen »loszulassen«. Zudem löst sie starke Lustgefühle aus.

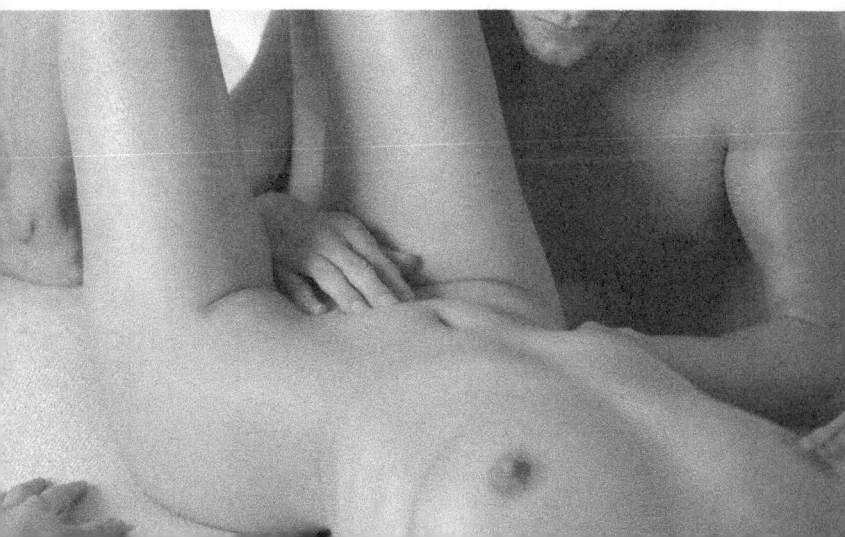

Tantramassage für ihn

Diese Massage entspannt und lockert die Muskeln im Bereich des Penis und der Hoden. Sie entfernt den Muskelpanzer (siehe Seite 151–152), macht das Glied empfindsamer und steigert die Lust beim Sex.

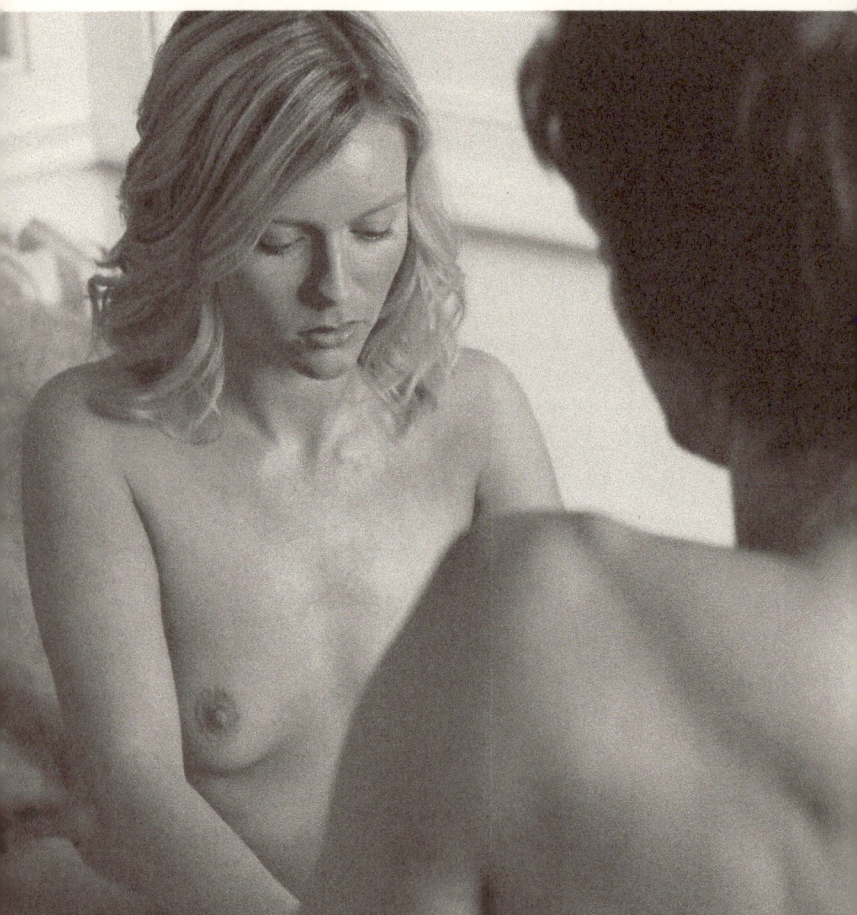

Bitten Sie den Partner um Feedback während der Massage, damit Sie wissen, dass er sich bei allem, was Sie tun, wohlfühlt. Ermutigen Sie ihn, tief zu atmen.

DAS AUFWÄRMEN

Es ist wichtig, dass Ihre Hände bei dieser Massage schlüpfrig sind. Verwenden Sie also reichlich Öl. Bitten Sie den Partner, sich bequem hinzulegen, und streichen Sie zunächst mit den Händen über seinen Bauch und seinen Oberschenkel. Legen Sie dann die Fingerspitzen einer Hand auf die Muskeln gleich unterhalb des Hodensacks (dort, wo der Oberschenkel in den Damm übergeht), und heben Sie die Hoden mit der anderen Hand hoch, damit Sie mehr Platz haben.

Üben Sie allmählich Druck auf diese Stelle aus. Machen Sie dabei kreisförmige Bewegungen, und arbeiten Sie sich langsam nach unten. Wenn Sie an einer bestimmten Stelle eine Verspannung spüren, bleiben Sie dort eine Weile und massieren sie. Danach bearbeiten Sie die Verbindung zwischen dem anderen Oberschenkel und dem Damm.

DAMM-MASSAGE

Massieren Sie nun den Damm selbst. Üben Sie mit den Fingerspitzen Druck aus, und machen Sie dabei kreisförmige Bewegungen, um Verspannungen zu lösen und alle Muskeln zu lockern. Konzentrieren Sie sich vor allem auf verspannte Stellen, die Sie spüren oder auf die Ihr Partner Sie hinweist. Massieren Sie dann die Muskeln an der Wurzel des Penis mit den Fingern. Wenden Sie die Technik an, die Ihnen natürlich erscheint – es ist nicht wichtig, welche.

ANALMASSAGE

Der letzte Teil der Massage ist »freiwillig«, und das gilt für Sie ebenso wie für Ihren Partner. Die Analmassage löst Muskelverspannungen in diesem Bereich. Beschreiben Sie mit gut eingeölten Fingern Kreise um den After herum, damit die Muskeln sich entspannen und öffnen. Atmen Sie tief ein und aus, synchron mit dem Partner. Sobald die Muskeln lockerer sind, schieben Sie langsam einen Finger in den After und massieren innen. Schieben Sie den Finger dann langsam und vorsichtig tiefer hinein, und massieren Sie die Vorderwand des Mastdarms und den P-Punkt (siehe Seite 91). Massieren Sie diese empfindliche Stelle so lange, wie Ihr Partner es wünscht.

Erotische Glückseligkeit

Ein Ziel des Tantra besteht darin, die rein genitale erotische Lust in eine Erfahrung des ganzen Körpers umzuwandeln. Anstatt den Orgasmus nur im Penis oder in der Vagina und in der Klitoris zu spüren, kann der ganze Körper vom Kopf bis zu den Zehen vibrieren.

Wenn Sie Ihre sexuelle Energie richtig nutzen, wird Ihr Liebesspiel erotischer und Sie genießen neue Gipfel der Lust. Manche Menschen meinen gar als Gipfel erotischer Glückseligkeit miteinander zu verschmelzen.

SEXUELLE ENERGIE

Ein wesentlicher Bestandteil der tantrischen Lehre ist die sexuelle Energie. Die meisten Menschen vergeuden sie, weil sie ziemlich schnell den Orgasmus erreichen durch intensive oder schnelle genitale Stimulation in Form von Geschlechtsverkehr, Masturbation oder Oralsex.

Tantralehrer empfehlen einen anderen Weg: Wir können unsere sexuelle Energie langsam aufbauen und, anstatt sie beim Orgasmus zu verlieren, durch eine zentrale Leitungsbahn im Körper nach oben führen. Die folgende Übung verbindet Sex mit Massage. Sie hilft Ihnen, sexuelle Energie für sich zu nutzen und erotische Lust im ganzen Körper zu erfahren.

DAS AUFWÄRMEN

Bereiten Sie Ihren heiligen Ort mit Kerzen und ätherischen Ölen vor (siehe Seite 154–155). Der Mann sitzt mit gekreuzten Beinen auf dem Fußboden, die Frau setzt sich so auf ihn, dass ihre Füße sich hinter seinem Rücken befinden. Sein Penis befindet sich nah an der Vagina. Schauen Sie einander tief in die Augen. Drücken Sie die Stirn an die des Partners, schließen Sie die Augen, und genießen Sie das Gefühl der Zusammengehörigkeit in dieser Stellung. Massieren Sie einander das Gesicht und den Körper mit den Fingerspitzen (berühren Sie aber noch nicht die Genitalien, denn Sie wollen die Erregung ja langsam und stetig aufbauen).

Stellen Sie sich vor, Ihre Finger seien Stäbe aus Licht, die ekstatische, warme, strahlende Empfindungen auslösen. Atmen Sie synchron, und konzentrieren Sie sich auf all die köstlichen Gefühle, welche die Fingerspitzen des Partners in Ihnen auslösen. Vielleicht bringen Sie Ihren Partner ja so weit, dass ihm die Haare zu Berge stehen!

ERREGEN MIT DEN FINGERSPITZEN

Nachdem Sie einander 15 Minuten das Gesicht und den Körper massiert haben, wenden Sie sich nun dem Po und den Genitalien zu. Anstatt dort intensiv und rhythmisch zu massieren – das würden Sie tun, um einen Orgasmus auszulösen –, lassen Sie die Fingerspitzen überall auf den Genitalien tanzen und unbekümmert spielen. Wenn beide Partner stark erregt sind, kann sie den erigierten Penis in die Vagina einführen.

GLÜCKSELIGER SEX

Wenn Sie körperlich vereint sind, verzichten Sie darauf, zu stoßen und den Körper zu bewegen. Bleiben Sie ruhig liegen und beschränken sich stattdessen auf subtile innere Bewegungen: Kontrahieren und entspannen Sie die Muskeln, die den Penis (siehe

Seite 79) und die Vagina (siehe Seite 76) umgeben. Dies ist für Sie beide mehr als eine Massage und Stimulation; denn auf diese Weise leiten Sie sexuelle Energie im Körper nach oben.

Atmen Sie synchron, und konzentrieren Sie sich auf alle sinnlichen und erotischen Empfindungen im Genitalbereich. Stellen Sie sich vor, dass Sie diese Empfindungen beim Einatmen im Körper nach oben ziehen, und spannen Sie gleichzeitig die Muskeln Ihrer Genitalien an. Spüren Sie, wie die sexuelle Energie sich im Bauch ausbreitet – als Wärme, Licht oder Prickeln.

Entspannen Sie die Muskeln beim Ausatmen, und lassen Sie zugleich die sexuelle Energie zurück in die Genitalien fließen. Üben Sie dies, sooft Sie wollen. Es kann eine Weile dauern, ehe Sie spüren, wie die sexuelle Energie nach oben und unten strömt. Wenn Ihnen diese Übung schwerfällt, versuchen Sie es ohne Sex: Kontrahieren und entspannen Sie die Muskeln im Einklang mit der Atmung. Sobald das klappt, probieren Sie es wieder beim Liebesspiel.

SEXUELLE ENERGIE NACH OBEN ZIEHEN

Sobald Sie sexuelle Energie hinauf zum Nabel ziehen können, wenden Sie die gleiche Technik an, um die Energie durch Anspannen und Entspannen der Muskeln bis in den Brustkorb zu leiten und dann zurückzuschicken.

Stellen Sie sich einen Kanal vor, der den Damm mit der Krone des Kopfes verbindet. Üben Sie, bis Sie Energie durch diese Leitbahn in den Solarplexus, ins Herz, in die Kehle, in die Stirn und schließlich in die Krone des Kopfes ziehen können.

Dies ist eine recht fortgeschrittene Tantraübung; gehen Sie also Schritt für Schritt vor.

Liebevoller Atem

Eines der Ziele der tantrischen Berührung ist die Einheit mit dem Partner, und es gibt keinen schöneren Weg zu diesem Ziel als die Stimulierung des Energiekörpers allein mit dem Atem. Er ist eines der subtilsten und sinnlichsten Massageinstrumente, die man sich vorstellen kann, und er löst Gefühle aus, die einfach köstlich sind.

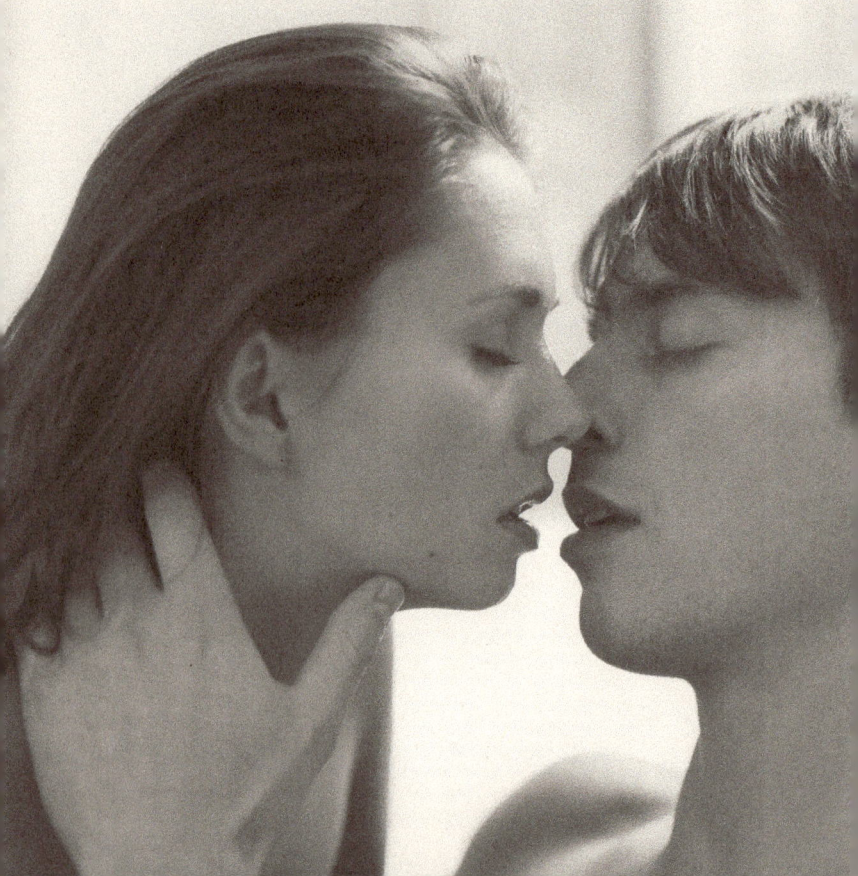

DAS AUFWÄRMEN

Sie sitzen einander gegenüber und legen die Hände auf die Brust (dort befindet sich das Herzchakra, das Liebe, Mitgefühl und Kreativität regiert). Schauen Sie einander in die Augen, und atmen Sie tief und synchron. Konzentrieren Sie sich auf Ihre liebevollen Gefühle füreinander. Wiederholen Sie stumm die Worte »Ich liebe dich«, als wären sie ein Mantra. Setzen Sie sich so nah zusammen, dass Sie spüren, wie die Luft, die Sie ausatmen, sich sanft vermischt und Ihre Gesichter streichelt. Wenn Ihre Gedanken abwandern, konzentrieren Sie sich wieder auf die Ein- und Ausatmung.

ENERGIE AUF DEN KÖRPER PUSTEN

Ihr Partner liegt auf dem Bauch, Sie sitzen oder knien neben ihm und atmen tief ein. Wenn Sie ausatmen, pusten Sie die Luft sanft auf den Po, und zwar Richtung Kopf. Stellen Sie sich vor, dass Sie die Energie des Partners durch die Chakras nach oben pusten. Wenn Sie vollständig ausgeatmet haben, rutschen Sie ein Stückchen weiter nach oben, atmen erneut tief ein und pusten wieder zum Kopf des Partners hin. Streicheln Sie die ganze Wirbelsäule bis zum Kopf mit Ihrem Atem.

Nun dreht der Partner sich auf den Rücken, und Sie pusten die Energie nach unten zurück – vom Kopf über die Brust und den Bauch bis zu den Genitalien.

Machen Sie beim Penis oder bei der Vulva eine Pause, und streicheln Sie diese Stelle mit Ihrem sanften Atem. Visualisieren Sie bei jedem Einatmen, dass Sie sexuelle Energie aus den Genitalien des Partners aufnehmen. Wenn Sie satt sind, pusten Sie diese Energie auf einer Linie zurück, die an der Stirn endet.

MIT DEM ATEM STREICHELN

Erforschen Sie den ganzen Körper Ihres Partners mit dem Atem, auch die Zehen, die Fußsohlen, die empfindlichen Kniekehlen, die Fingerspitzen und die Augenlider. Experimentieren Sie mit verschiedenen Atemtechniken. Atmen Sie langsam aus der Kehle aus, als wollten Sie ein Fenster anhauchen. Schürzen Sie die Lippen, und pusten Sie eine schnelle Luftsäule aus dem Mund. Lecken Sie die Haut des Partners – oder benetzen Sie sie mit einem Eiswürfel –, und blasen Sie dann ganz sacht auf die feuchten Stellen. Das ist wahre Sinnenfreude!

ÜBEN SIE WEITER

Wenn Sie mit dem Tantra noch nicht vertraut sind, kann es sein, dass diese subtilen Übungen anfangs kaum etwas bewirken. Doch je mehr Sie üben, desto deutlicher wird die Wirkung und desto empfindsamer reagieren Sie auf Ihren Partner. Daher: Vertrauen Sie der tantrischen Berührung mit dem liebevollen Atem.

Ein sinnliches Bad

Beim Tantra geht es allein darum, das sinnliche und sexuelle Band zwischen Liebenden zu stärken, und dafür gibt es keine bessere Methode als dieses erotische Bad. Sie können gemeinsam baden, aber Sie können auch nacheinander in die Wanne steigen. Führen Sie Ihren Partner zur duftenden und von Kerzen erhellten Badewanne. Ziehen Sie ihn behutsam aus, und wenn der Platz reicht,

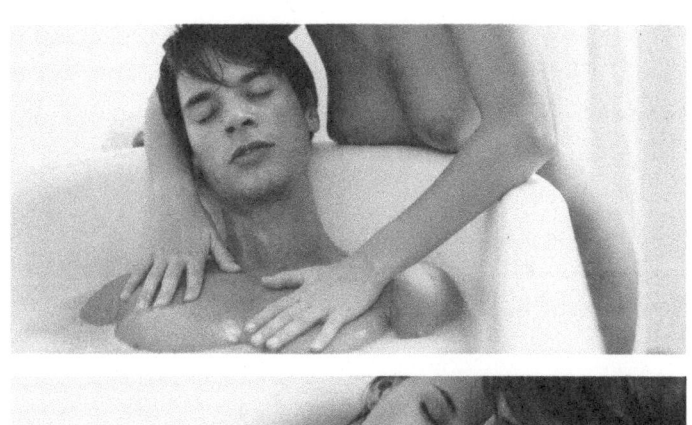

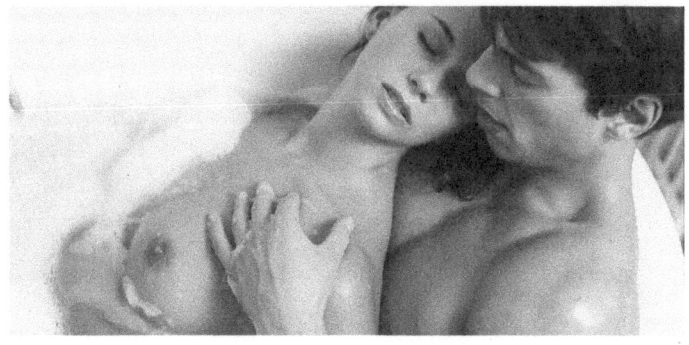

begleiten Sie ihn; ansonsten knien Sie sich neben die Wanne. Reiben Sie Ihren Partner mit Seifenschaum ein, und waschen Sie dann langsam jeden Körperteil.

Massieren Sie Shampoo in seine Kopfhaut, indem Sie die Fingerspitzen fest in großen Kreisen über dem Schädel bewegen. Massieren Sie den Rücken, den Hals und die Schultern kräftig mit einem Luffaschwamm oder einem rauen Handschuh. Beschreiben Sie mit den Handflächen langsam Kreise auf dem Bauch und auf der Brust. Kneten und kneifen Sie sanft die Muskeln der Waden und Oberschenkel, während Sie sie waschen. Nehmen Sie die Füße in die Hände, und waschen Sie jede Zehe einzeln. Kneifen und massieren Sie die Zehe von unten bis oben mit seifigen Fingern. Zum Schluss waschen Sie die Genitalien mit sanften Fingerspitzen und reichlich Gel als Gleitmittel.

Beenden Sie das Bad, indem Sie Ihren Partner in ein warmes Handtuch hüllen. Trocknen Sie alle unbedeckten Körperteile mit einem anderen Handtuch so sanft wie bei einem Kind ab. Gehen Sie dann gemeinsam ins Bett.

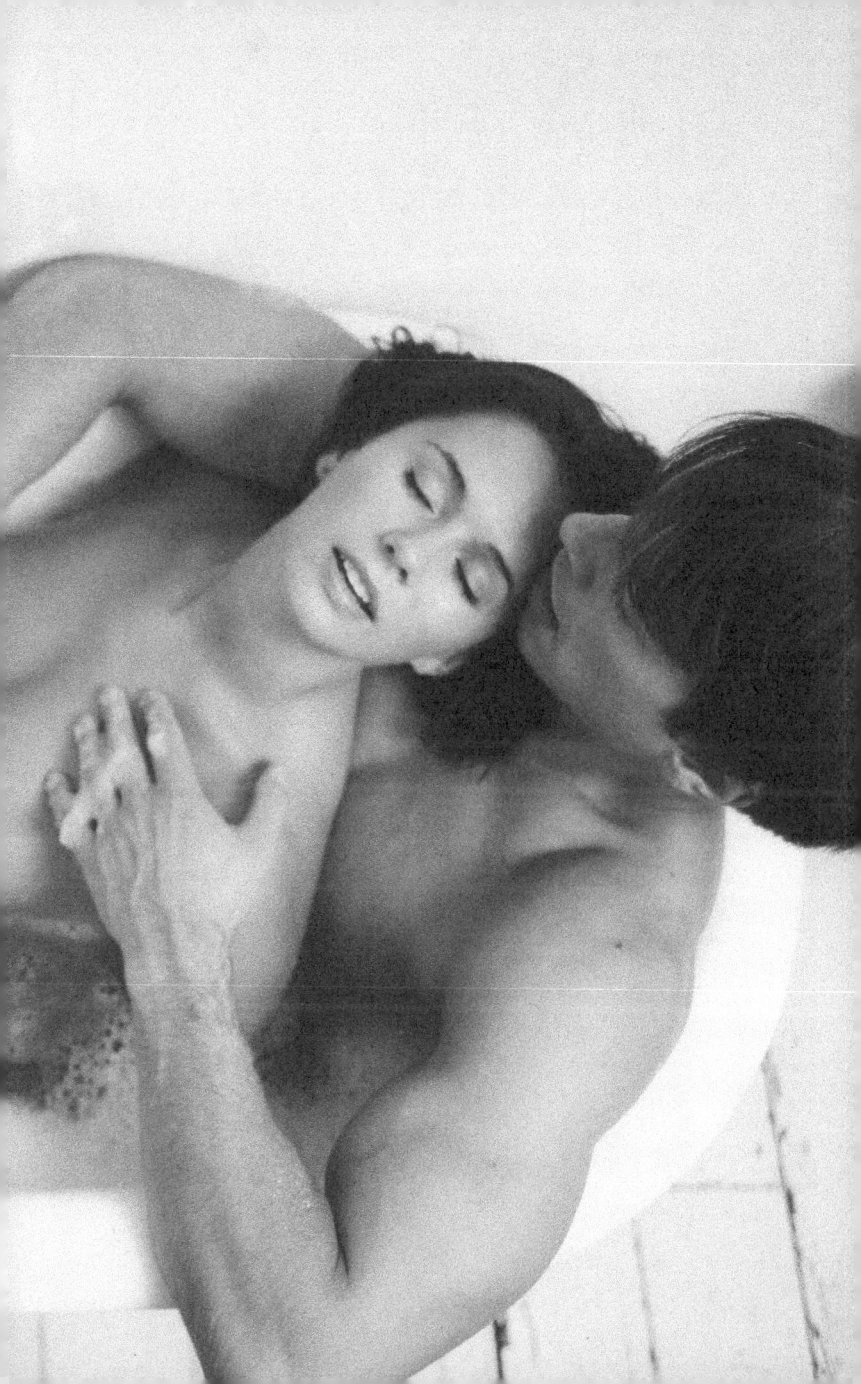

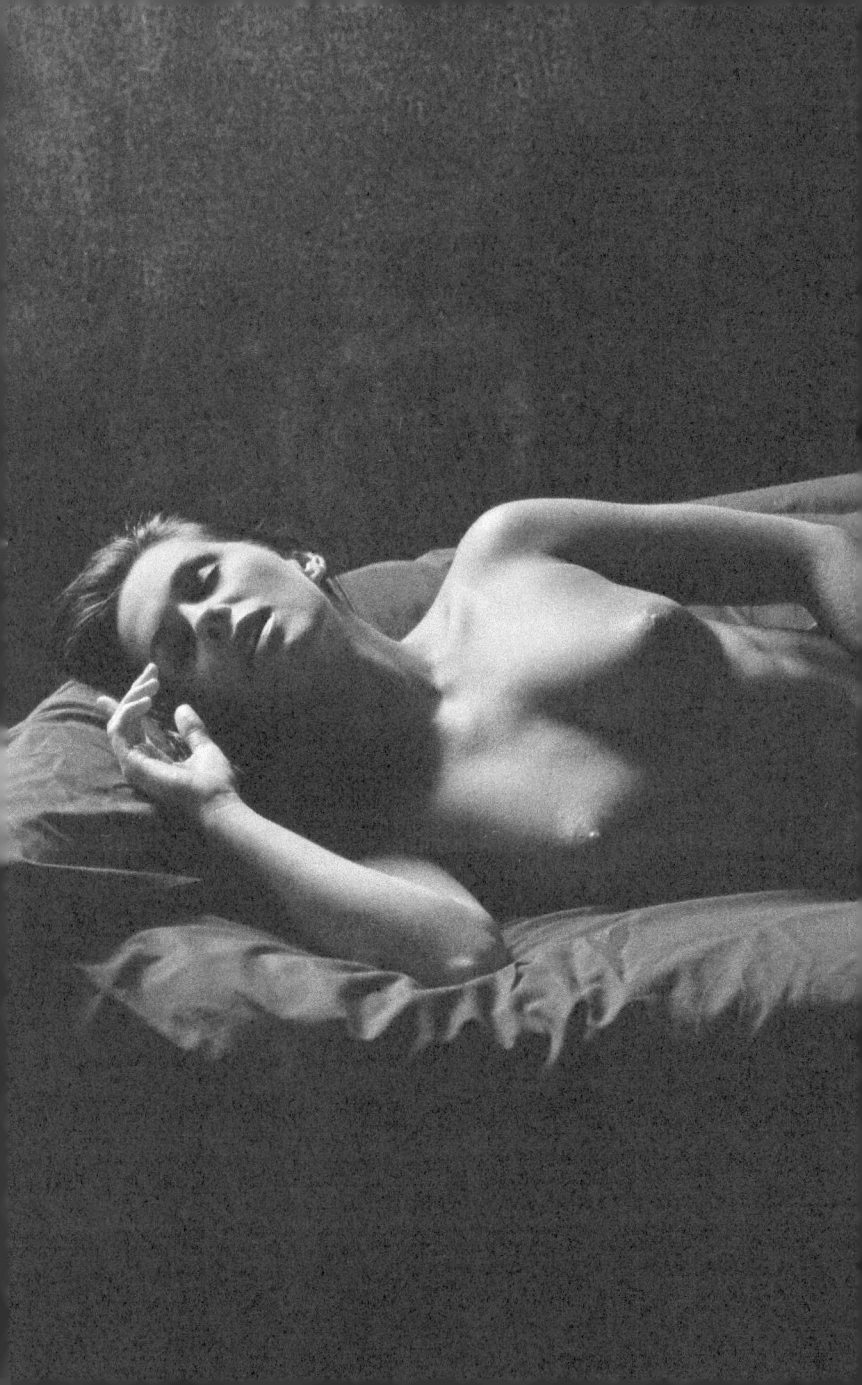

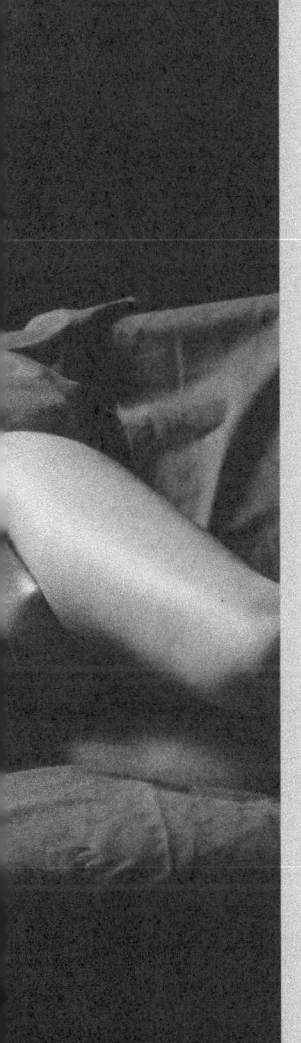

KAPITEL FÜNF

Selbstberührung

Niemand kennt die intimen Konturen und Formen Ihres Körpers so gut wie Sie – und jetzt ist es Zeit, dieses Wissen gut anzuwenden. Selbstmassage erfüllt in Ihrem Alltag mehrere Aufgaben: Sie lindert sexuelle Spannungen, zeigt Ihnen, wie Sie sexuell reagieren (das können Sie dann Ihrem Partner beibringen!) und bietet Ihnen die einzigartige Gelegenheit, sich zu entspannen, Hemmungen abzulegen und körperliche Lust zu genießen.

Entdecken Sie Ihren Körper neu

Wenn Sie ein Kind beobachten, das Emotionen wie Freude, Furcht oder Wut ausdrückt, sehen Sie wahrscheinlich dramatische Gesten: Das Kind hüpft vor Freude auf und ab, oder es wirft sich zu Boden und strampelt vor Wut. Als Erwachsene haben wir gelernt, solche Reaktionen zu unterdrücken. Wir leben mehr im Intellekt als im Körper. Selbst lustvolle körperliche Handlungen wie Sex stimulieren nur noch die Genitalien, lassen aber den Rest des Körpers fast »unberührt«. Sie können sinnliche und erotische Lust am ganzen Körper erfahren; doch zuerst müssen Sie Ihren Körper wieder aufwecken.

LIEBEN SIE IHREN KÖRPER

Eines der größten Probleme vieler Menschen besteht darin, dass sie ihren Körper nicht so akzeptieren und lieben können, wie er ist. Es ist verführerisch, auf sinnliche oder sexuelle Befriedigung zu verzichten, weil Ihr Körper Ihnen nicht gefällt. Vielleicht denken Sie zum Beispiel: »Mein Partner darf mich massieren, sobald ich schlanker bin« oder: »Wenn ich erst ins Fitnesscenter gehe, bin ich bald in Form.« Die folgende Übung hilft Ihnen, Ihren Körper so zu akzeptieren, wie er jetzt aussieht.

Legen Sie in der Privatsphäre des Schlafzimmers alle Kleider ab, und stellen Sie sich vor einen langen Spiegel. Wehren Sie kritische Gedanken nicht ab, sondern fordern Sie sie heraus: Können Sie Ihren Körper wohlwollender betrachten? Können Sie sich als mollig bezeichnen anstatt als dick? Können Sie Ihren Körper als positive, lebendige Geschichte Ihres bisherigen Lebens sehen?

Machen Sie nun gedanklich einen Sprung, und stellen Sie sich vor, Ihr Körper gehöre einem anderen Menschen. In diesem Fall würden Sie ihn wahrscheinlich weniger kritisch beurteilen. Machen Sie Ihrem Körper so viele Komplimente, wie Sie können. Streicheln Sie verschiedene Körperteile, und denken Sie an Momente, in denen Sie Lust bereitet oder empfangen haben.

VISUALISIEREN

Diese Übung verbindet Visualisieren und Berühren, um Ihre natürliche körperliche Empfindsamkeit wieder zu erwecken. Suchen Sie sich einen leicht zugänglichen und sensitiven Körperteil aus, zum Beispiel die Hand oder den Fuß, und probieren Sie dann eine oder alle folgenden Übungen aus. Wenn Sie gemeinsam mit Ihrem Partner üben, lesen Sie einander die Anleitungen laut vor.

ÜBUNG I

Stellen Sie sich vor, Ihre Hand oder Ihr Fuß befindet sich in der Nähe einer sanften Wärmequelle und wird behaglich warm. Spüren Sie, wie die Hand oder der Fuß in der Wärme weicher wird und sich ausdehnt. Visualisieren Sie nun, wie die Grenzen der Hand oder des Fußes verschwimmen oder sich auflösen – die Hand oder der Fuß schmilzt.

ÜBUNG 2

Stellen Sie sich vor, Sie sitzen und warten auf eine Hand- oder Fußmassage. Es wird die wundervollste Massage, die Sie je erlebt haben! Lassen Sie die Hand oder den Fuß vor Erwartung prickeln.

ÜBUNG 3

Stellen Sie sich vor, Sie haben wochenlang einen Gipsverband an
der Hand oder am Fuß getragen, und er ist soeben abgenommen
worden. Genießen Sie den Luftzug an den Fingern oder Zehen.
Wackeln Sie mit den Zehen, oder beugen und strecken Sie die
Finger, und spüren Sie die intensive sinnliche Freude. Sie können
in der Hand oder im Fuß sogar sexuelle Erregung spüren! Reiben
Sie die Finger oder Zehen aneinander. Beschreiben Sie Ihre Empfindungen.

BERÜHRUNGSTECHNIKEN

Legen Sie die Spitze des Zeigefingers auf die Hand oder den Fuß
(wenn Sie die Hand wählen, benutzen Sie den Finger der freien
Hand). Stellen Sie sich vor, dass der Finger sinnliche oder erotische Energie in die Hand oder in den Fuß leitet. Konzentrieren
Sie sich auf die Kontaktstelle zwischen Fingerspitze und Hand
oder Fuß. Spüren Sie, wie dieser Punkt vor Lust sanft prickelt
oder pulsiert.

Streichen Sie nun mit der Fingerspitze über die Hand oder den
Fuß, und ziehen Sie die angenehme Empfindung mit. Wenn Ihnen
das gelingt, streichen Sie mit dem Finger über den Arm oder das
Bein und dann über den ganzen Körper, um ihn zu stimulieren, zu
lockern und mit Energie zu erfüllen.

BEIM SEX

Sobald Sie es schaffen, verschiedene Körperteile zu »erotisieren« (dafür brauchen Sie ein wenig Übung), wiederholen Sie das Experiment beim Sex. Wenn Sie genital erregt sind, stellen Sie sich vor, wie diese erotischen Empfindungen sich im ganzen Körper ausbreiten, zum Beispiel an den Beinen nach unten oder über den Bauch hinauf zur Brust. Machen Sie aus dem Sex ein Erlebnis für den ganzen Körper.

Geheime Zonen der Lust

Der ganze Körper kann eine Quelle der sinnlichen und erotischen Lust sein, aber es gibt einige heiße Stellen, an denen eine Massage sich wundervoll anfühlt. Berühren Sie sich überall mit eingeölten Händen, um Ihre geheimen Lustzonen aufzuspüren.

DER S-PUNKT
Dieser Punkt am Hals ist nach dem Massagetherapeuten Kenneth Ray Stubbs benannt (Das »S« steht für Stubbs). Wenn man ihn

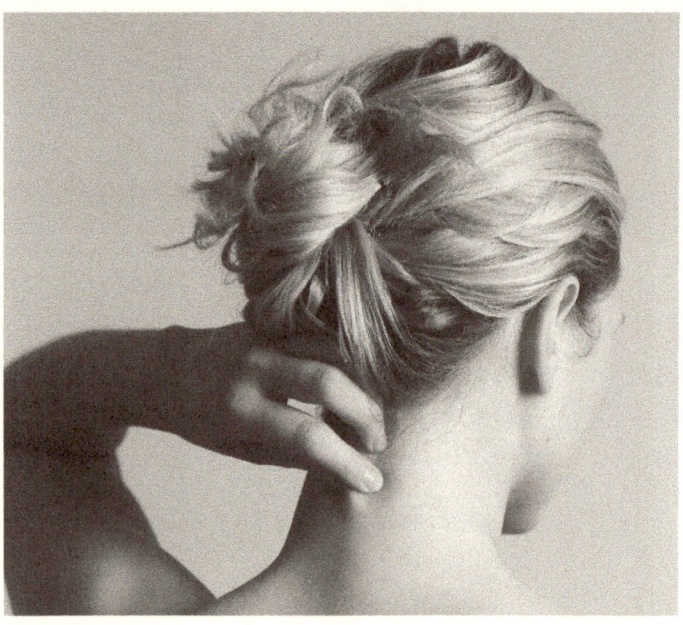

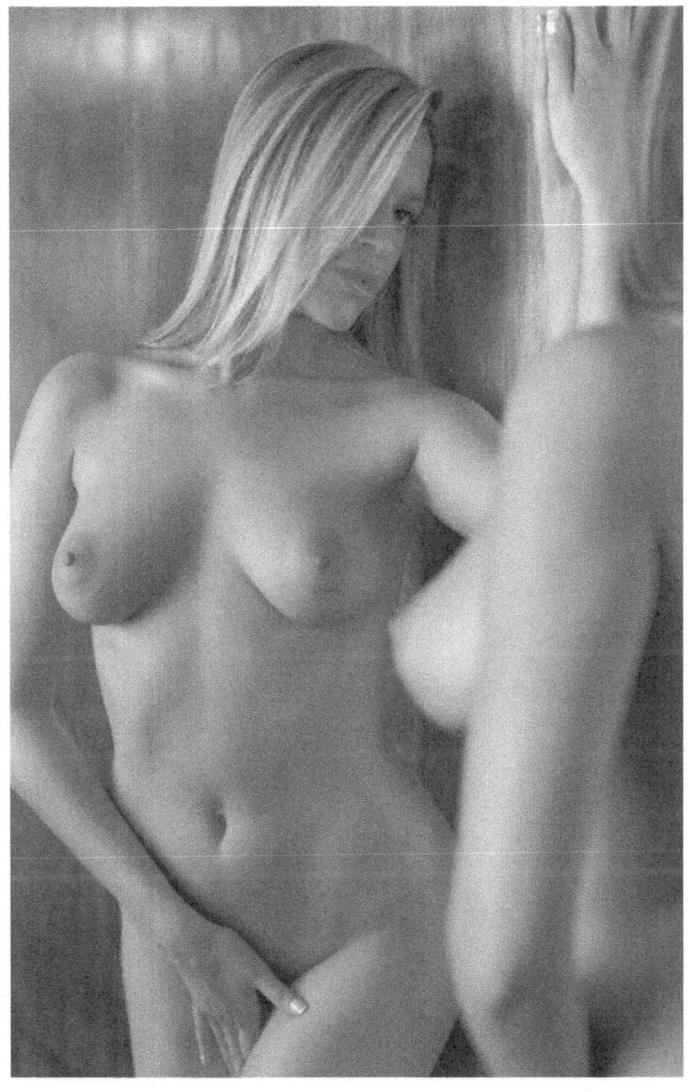

massiert, kann er angenehme Empfindungen im Genitalbereich aus-
lösen. Der Punkt liegt an beiden Seiten der Wirbelsäulenspitze,
meist etwa zweieinhalb Zentimeter unterhalb der Schädelbasis.
Stubbs schreibt: »Sie finden den S-Punkt wahrscheinlich auf einem
Muskel, der angespannt ist, oft wie ein sehr dünnes Seil. Um ihn zu
stimulieren, zupfen Sie mit den weichen Fingerkuppen am Seil.«
Sie können Ihren S-Punkt mit dem Zeige- und Mittelfinger beider
Hände massieren.

DEN DRACHEN WECKEN

Im Osten gilt die Massage der Oberschenkel als Therapie bei Stö-
rungen wie Vaginismus und Erektionsproblemen. Zudem ist sie unglaublich sinnlich. Drücken Sie im Sitzen die Fußsohlen aneinander,
und lassen Sie die Knie seitwärts sinken; oder setzen Sie sich mit
gekreuzten Beinen hin. Legen Sie die Handflächen eine Weile auf
die Knie. Lassen Sie dann die Hände langsam und sanft an den Innenseiten der Oberschenkel nach oben gleiten. Wenn Sie oben
angelangt sind, streichen Sie mit den Fingerspitzen über die Leisten
und nach oben über die Hüften. Dann lassen Sie die Hände außen
an den Oberschenkeln behutsam zu den Knien gleiten. Wiederholen Sie diesen Zyklus einige Male, und verringern Sie dabei allmählich den Druck der Hände.

HANDGELENKE UND FINGER

Beim Massieren werden die Handgelenke und Hände oft vernach-
lässigt, obwohl sie leicht zugänglich sind und köstliche Empfindungen auslösen können. Streichen Sie mehrere Male ganz sacht mit
dem flachen Teil der Fingernägel über die Handgelenke. Ziehen Sie

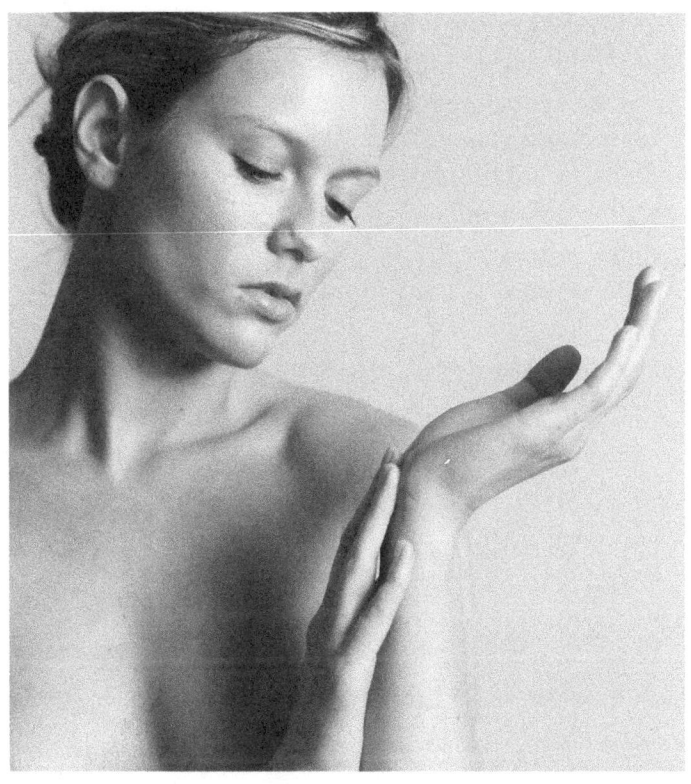

die Nägel dann quer über die Handfläche, und streichen Sie mit der Fingerspitze außen an jedem Finger nach oben. Machen Sie an der Fingerspitze Pause, und visualisieren Sie, wie die Finger Energie austauschen. Wenn Sie den kleinen Finger erreicht haben, ziehen Sie an der äußeren Handkante eine Linie nach unten bis zum Handgelenk. Zum Schluss reiben Sie die Hände ganz leicht aneinander, so dass die Handflächen sich kaum berühren.

Selbstmassage

Diese herrliche, sinnliche Massage entspannt und lässt die Haut vom Kopf bis zu den Füßen prickeln. Bereiten Sie sich vor, als würden Sie Ihren Partner massieren: Halten Sie Ihre Öle bereit, gehen Sie in ein warmes, gemütliches Zimmer, und sorgen Sie dafür, dass niemand Sie stört.

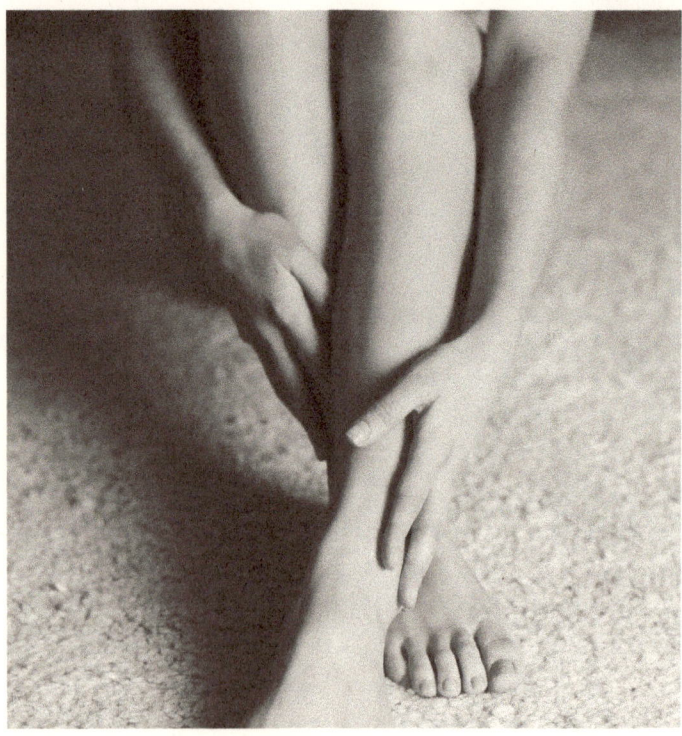

1. Schritt (siehe links) **Ziehen Sie sich aus, und setzen Sie sich mit gestreckten Beinen auf den Boden. Beugen Sie ein Bein, damit Sie den Fuß massieren können.**

Ölen Sie die Hände ein, und lassen Sie die Daumen auf dem ganzen Fußrücken kreisen. Drücken Sie die Finger überall in die Fußsohle, und üben Sie dabei festen statischen Druck aus. Dann nehmen Sie jede Zehe zwischen Daumen und Zeigefinger, beugen sie nach vorne und hinten, ziehen daran und drehen sie.

Beugen Sie nun das Knie, und legen Sie den Fuß auf die Wade des anderen Beines. Nehmen Sie den Fuß zwischen die Handflächen wie bei einem Sandwich. Spüren Sie, wie der Fuß unter dem Druck der Hände allmählich warm, geschmeidig und locker wird. Lassen Sie die Hände dann langsam zu den Zehen gleiten. Wiederholen Sie diese Massage mit dem anderen Fuß.

2. Schritt **Legen Sie sich auf den Rücken, und atmen Sie ein paar Mal tief ein und aus. Legen Sie eine Handfläche auf den Bauch, und beschreiben Sie damit langsame, große Kreise im Uhrzeigersinn. Achten Sie auf alle Empfindungen in der Hand.**

Wie fühlt der Bauch sich an – weich oder fest, warm oder kühl, rau oder glatt? Fällen Sie kein kritisches Urteil über Ihren Körper, beobachten Sie nur. Achten Sie nun auf die Empfindungen im Bauch. Wie fühlt das Streicheln sich an – entspannend, anregend oder erregend? Sind die Gefühle lokal, oder strahlen sie in den Magen, in die Genitalien oder anderswohin aus?

3. Schritt **Wiederholen Sie Schritt 2, und versuchen Sie, sich abwechselnd auf die Empfindungen in der Hand und im Bauch zu konzentrie-**

ren. Dafür brauchen Sie Übung, und am Anfang verschmelzen wahrscheinlich alle Empfindungen miteinander.

Selbst wenn Ihnen diese Übung schwerfällt, ist sie sehr nützlich, weil Sie dabei lernen, sich auf körperliche Empfindungen zu konzentrieren und nicht ablenken zu lassen.

4. Schritt (siehe rechts) Senken Sie die Knie nach rechts, aber lassen Sie die Schulter flach auf dem Boden, so dass Sie etwas verdreht liegen. Der Po ist angehoben. Massieren Sie den großen Gesäßmuskel kräftig mit der Hand, die ihm am nächsten ist. Machen Sie die Mittel- und Zeigefinger so steif wie möglich, und »gehen« Sie damit auf dem Muskel hin und her. Drücken Sie dabei ordentlich.

Wenn Sie Verspannungen spüren, machen Sie eine Pause und drücken die Finger tief in den Muskel. Visualisieren Sie, wie die Muskelfasern unter der Berührung warm und weich werden.

5. Schritt Entspannen Sie die Finger, und streichen Sie mit den Fingerspitzen, Fingernägeln und Fingerrücken sacht über die Haut. Senken Sie die Knie nun nach links, so dass Sie wieder verdreht liegen (wie bei Schritt 4), und wiederholen Sie die Massage am anderen Gesäßmuskel.

6. Schritt Nun ziehen Sie die Knie an die Brust und umarmen sie. Machen Sie den Körper so schwer wie möglich: Stellen Sie sich vor, er sinke in den Boden. Schließen Sie die Augen, und rollen Sie ganz langsam von einer Seite zur anderen, so dass der Boden die großen Rückenmuskeln massiert. Rollen Sie auch den Kopf von einer Seite zur anderen.

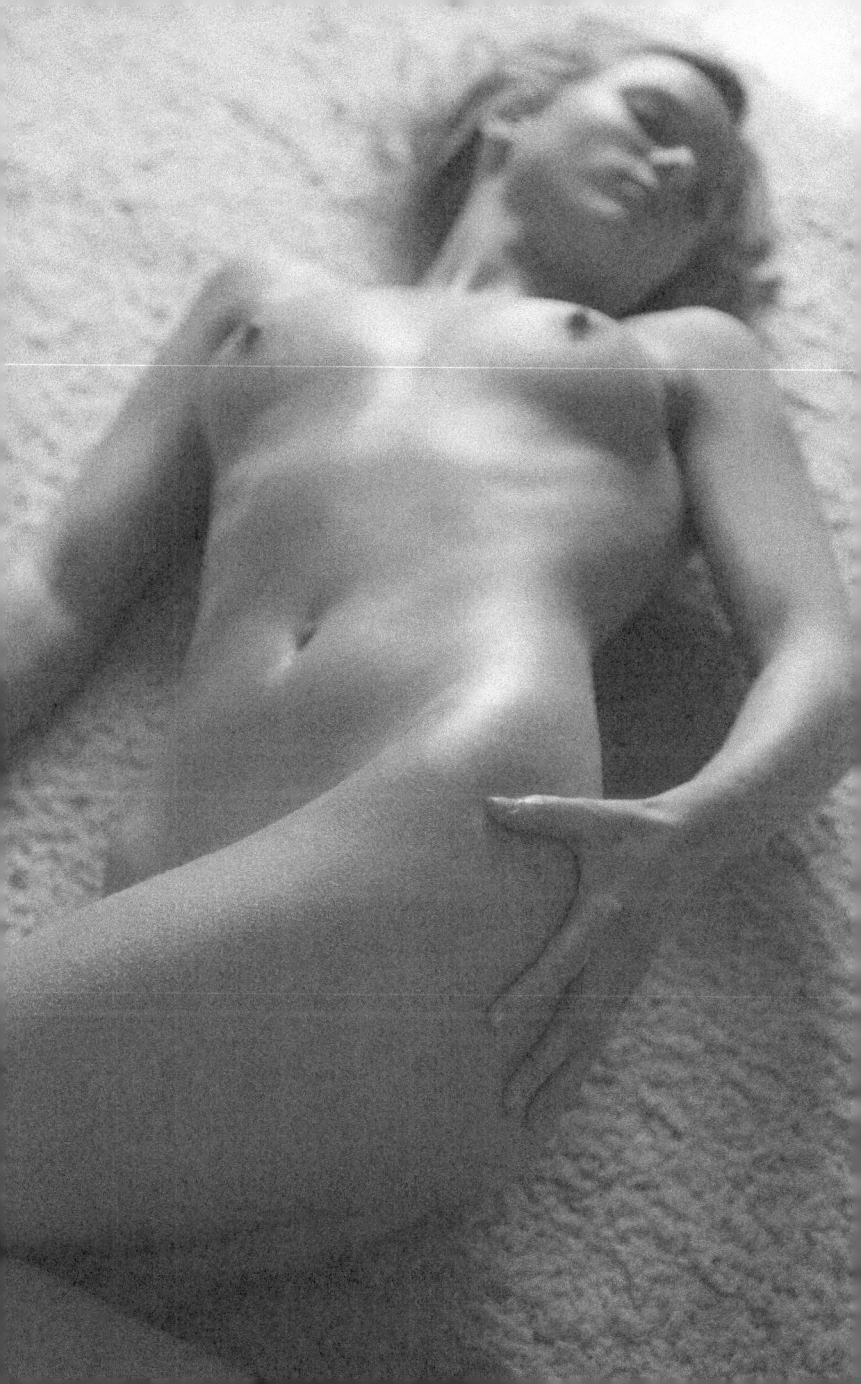

7. Schritt **Legen Sie sich wieder flach hin, und strecken Sie sich lange und genüsslich. Schieben Sie dann die Hände in die gegenüberliegende Achselhöhle. Lassen Sie die Hände nun langsam quer über die Brust gleiten, so dass ihr Weg sich in der Mitte kreuzt (Frauen können mit beiden Händen über die Brüste streichen oder eine Hand über und eine unter den Brüsten vorbeiziehen, je nachdem, was angenehmer ist).**

Wenn die Hände die Rumpfseiten erreicht haben, gleiten sie wie-

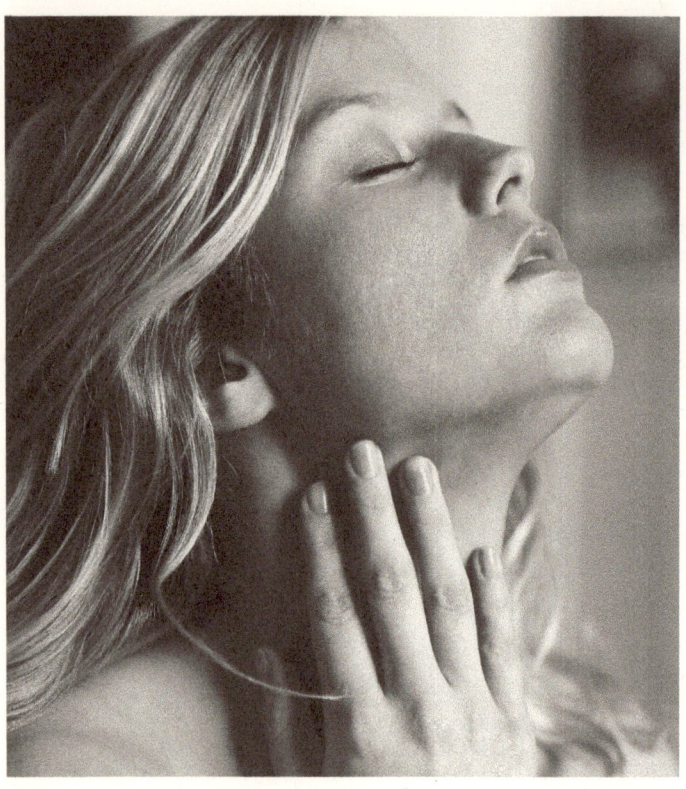

der zurück. Wiederholen Sie diese Massage, aber verringern Sie allmählich den Druck, bis er federleicht wird.

8. Schritt (siehe links) **Lassen Sie die Fingerspitzen (immer noch federleicht) von der Brust über den Hals, den Kieferknochen und das Kinn zu den Lippen gleiten. Folgen Sie sacht den Konturen der Lippen, und berühren Sie die empfindliche Innenseite.**

Versuchen Sie wie bei Schritt 3 (Bauch und Hand) die Empfindungen in den Lippen und in den Fingerspitzen auseinanderzuhalten. Folgen Sie den Konturen des Gesichts und des Halses mit den Fingern.

9. Schritt **Legen Sie die mittleren drei Finger an die Nasenseite beider Augenbrauen oder etwas über die Brauen. Ziehen Sie die Hände auseinander, bis die Finger auf den Schläfen ruhen. Lassen Sie die Finger mehrere Male kräftig auf den Schläfen kreisen, und streichen Sie dann erneut quer über die Brauen.**

Zum Schluss streichen Sie mit allen Fingern durchs Haar und drücken dabei auf die Kopfhaut. Beginnen Sie die Bewegungen teils im Nacken, teils am Haaransatz.

10. Schritt **Beenden Sie die Massage mit langen, fließenden Bewegungen über den ganzen Körper nach unten. Entspannen Sie sich, und lassen Sie die Hände von der Brust hinunter zu den Beinen gleiten.**

Wenn Sie nun zur erotischen Selbstmassage übergehen möchten, legen Sie eine Handfläche auf die Genitalien und halten einige Augenblicke ganz still. Entspannen Sie sich erneut, und genießen Sie das Gefühl der Wärme und des Drucks.

Sexuelle Selbstberührung für sie

Schließen Sie die Schlafzimmertür, damit Sie sich ungestört verwöhnen können. Bereiten Sie das Zimmer so vor, wie Sie es für den Partner tun würden, und nehmen Sie sich viel Zeit.

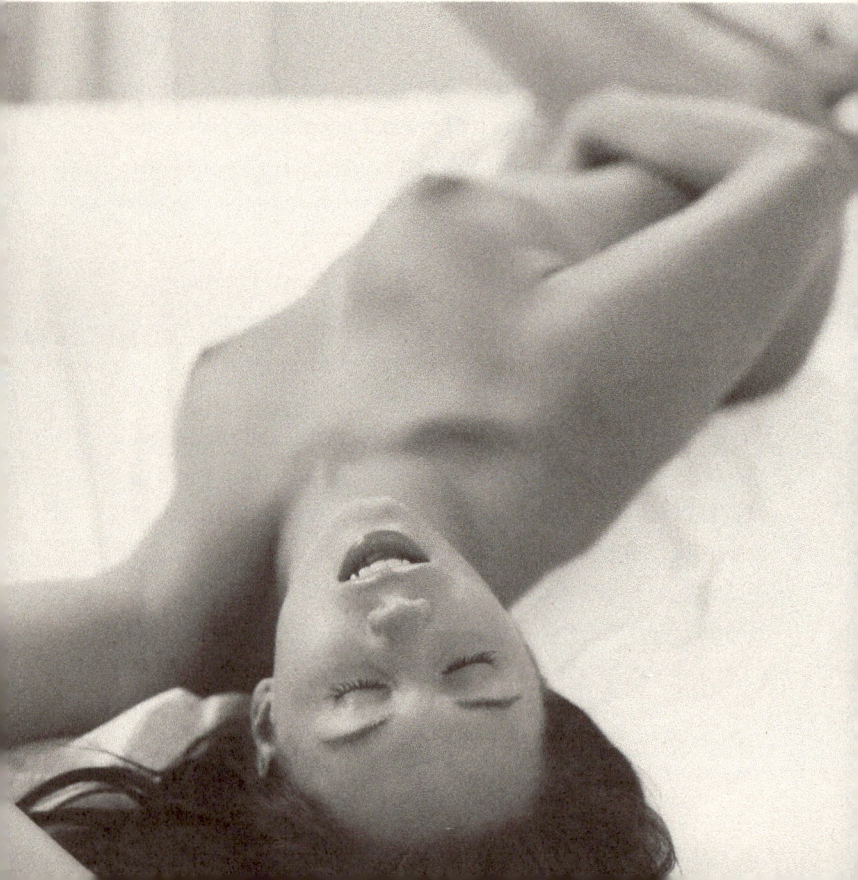

DAS AUFWÄRMEN

Machen Sie es sich bequem, schließen Sie die Augen, und schwelgen Sie in einer Ihrer Lieblingsfantasien, bis Sie im Körper ein warmes, erotisches Glühen spüren. Spielen Sie mit den Händen auf der Haut. Streichen Sie mit den Fingerspitzen über den Hals, die Brust und die Brustwarzen, oder ziehen Sie behutsam die Fingernägel über den Bauch.

GENITALE LIEBKOSUNG

Spreizen Sie die Beine, und betrachten Sie Ihre Genitalien in einem kleinen Spiegel. Genießen Sie den sinnlichen Einblick in einen Körperteil, der Ihnen normalerweise verborgen bleibt. Berühren Sie sanft verschiedene Stellen, und prüfen Sie ihre Empfindsamkeit. Streicheln Sie dann die Teile, die am empfindlichsten sind. Streben Sie keinen schnellen Orgasmus an, sondern erforschen Sie Ihre Genitalien langsam. Wenn Sie daran gewöhnt sind, mit einem oder zwei Fingern zu masturbieren, nehmen Sie jetzt drei oder vier, oder Sie benutzen die Handfläche. Wenn Sie sonst kreisförmige Bewegungen machen, bewegen Sie die Hand jetzt nach vorne und zurück oder seitwärts.

EXPERIMENTIEREN SIE

Was immer Sie gewöhnlich tun, probieren Sie jetzt etwas anderes. Pressen Sie die Oberschenkel rhythmisch zusammen, anstatt die Finger zu benutzen, oder berühren Sie sich mit Requisiten, zum Beispiel mit einer Feder. Bewegen Sie sich nach Herzenslust, und stöhnen Sie, so laut Sie wollen, während Sie sich zum Höhepunkt bringen.

DER EROTISCHE FADEN

Stellen Sie sich vor, die Klitoris, die Vagina und die Brustwarzen seien durch einen Faden verbunden. Streicheln Sie die Brustwarzen, und spüren Sie, wie die erotische Energie durch den Faden nach unten wandert und die Genitalien einschaltet. Stimulieren Sie dann die Klitoris, und visualisieren Sie, wie die erotische Energie durch den Faden zurück in die Vagina und in die Brustwarzen strömt. Streicheln Sie nun die Brustwarzen und die Klitoris gleichzeitig, und beobachten Sie, wie die erotische Energie wie elektrischer Strom im Faden auf und ab fließt. Während die sexuelle Spannung steigt, wird der Faden immer straffer.

Sexuelle Selbstberührung für ihn

Anstatt nach der üblichen Methode schnell zu masturbieren, nehmen Sie sich jetzt Zeit für ein verspieltes und sinnliches Erlebnis. Bewegen Sie sich ganz natürlich, und folgen Sie dabei den Impulsen Ihres Körpers, stöhnen Sie, wann immer Sie wollen – aber sorgen Sie dafür, dass niemand Sie stört.

DAS AUFWÄRMEN
Ölen Sie die Hände ein, und streicheln Sie die Innenseiten der Oberschenkel. Übergehen Sie den Penis und die Hoden, und streicheln Sie den Bauch. Lassen Sie die Hände dann wieder nach

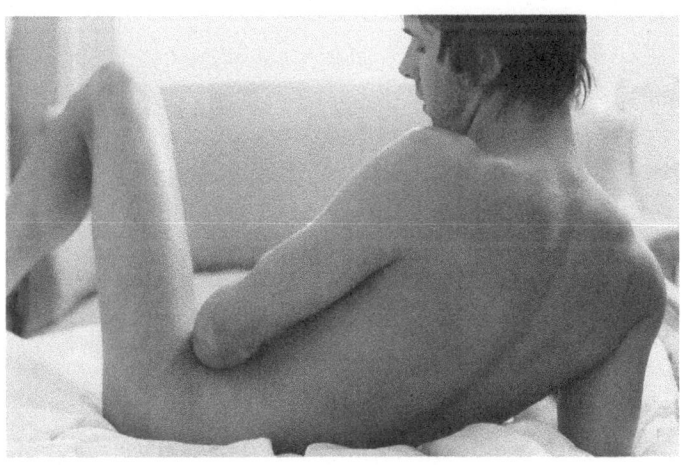

STEHVERMÖGEN

Die Penismassage ist eine gute Methode, sich mit dem »point of no return« vertraut zu machen: mit dem Punkt, an dem nichts mehr den Orgasmus aufhalten kann, weil er nur noch von Reflexen gesteuert wird. Wenn Sie sich diesem Punkt nähern, hören Sie auf, den Penis zu stimulieren, bis die Erregung ein wenig abgeklungen ist. Tun Sie das mehrere Male. Sobald Sie gelernt haben, die Ejakulation beim Masturbieren hinauszuzögern, wenden Sie das Gelernte beim Sex an – dann halten Sie so lange durch, wie Sie wollen!

unten über die Schenkel gleiten. Atmen Sie alle Verspannungen aus. Schließen Sie die Augen, und visualisieren Sie eine ideale Partnerin, die auf Ihnen sitzt, Sie streichelt und Ihren Penis berührt. Greift sie sanft oder fest zu, langsam oder schnell? Nehmen Sie das Glied in die Hand, und spielen Sie Ihre Fantasie nach.

EXPERIMENTIEREN SIE

Selbst wenn Sie in Erregung geraten, sollten Sie experimentieren, anstatt sich auf die übliche Weise zu berühren. Legen Sie zum Beispiel die Handflächen an den Penis, und reiben Sie ihn, als wollten Sie Feuer machen. Verschränken Sie dann die Finger um den Schaft, und bewegen Sie beide Hände auf und ab. Anstatt sich auf den Rücken zu legen, gehen Sie an einer Wand in die Hocke oder knien so, dass eine Ferse auf den Damm drückt. Da Sie nicht gleich ejakulieren wollen, verringern Sie Tempo oder Druck, sobald Sie sich dem Orgasmus zu weit nähern, oder Sie massieren die Oberschenkel, die Brust oder den Bauch anstelle des Gliedes. Aber wenn Sie für den Höhepunkt bereit sind, sollten Sie ganz darin aufgehen.

Einander zuschauen

Den Partner bei der erotischen Selbstmassage zu beobachten ist sexy und lehrreich zugleich, denn dabei erfahren Sie, welche Berührungen er bevorzugt – und es ist fast unvermeidlich, dass Sie beim Zuschauen ebenfalls in Erregung geraten! Zudem stärken Sie dadurch das gegenseitige Vertrauen, denn im Grunde sagen Sie zu Ihrem Partner: Bei dir fühle ich mich sicher, ich kann mich gehen lassen und pure Lust genießen.

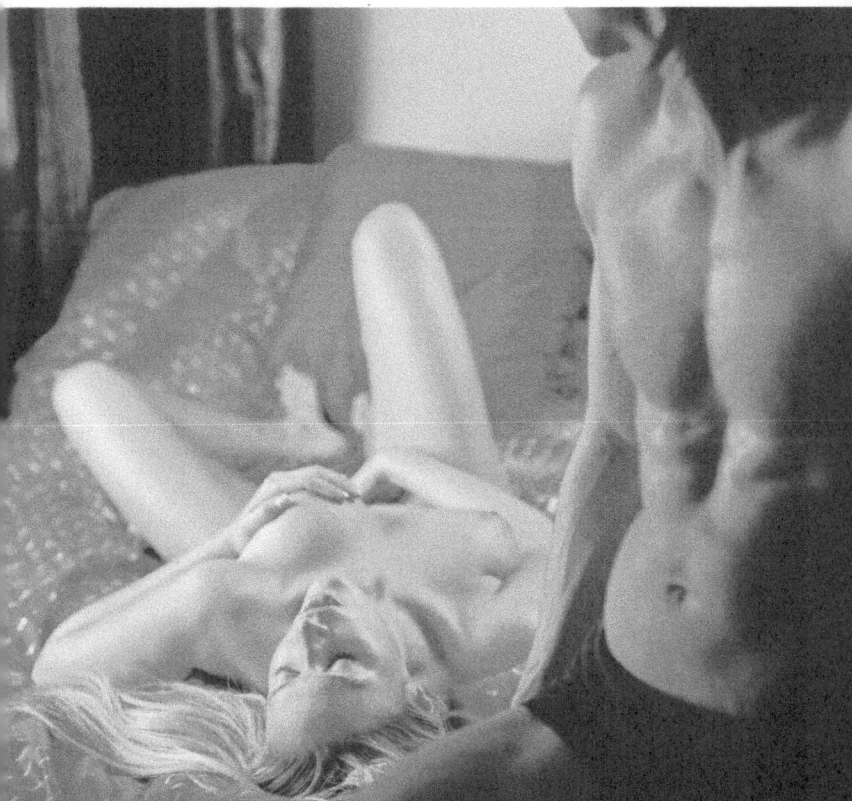

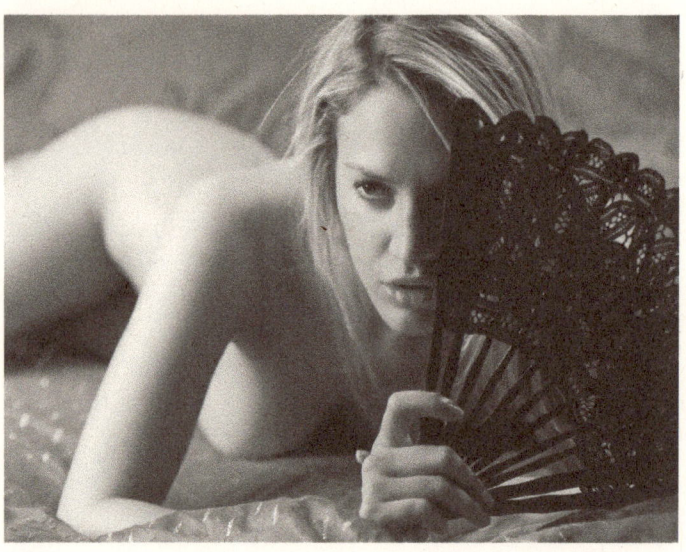

WENN DER PARTNER IHNEN ZUSCHAUT

Legen Sie sich aufs Bett, und berühren Sie Ihren Körper ganz natürlich. Sie können zunächst die Arme, Beine oder Füße streicheln,
um sich in eine entspannte, sinnliche Stimmung zu versetzen (siehe
die sinnliche Selbstmassage auf Seite 186–191). Oder stimulieren
Sie sofort den Penis oder die Klitoris, wenn Sie wollen – Sie haben
das Sagen. Wenn Sie gehemmt sind, sollten Sie alles tun, um sich
zu entspannen: Schließen Sie die Augen, und stellen Sie sich vor, Sie
seien allein; suchen Sie den Blick des Partners, um sich geborgen zu
fühlen; oder schmiegen Sie sich an den Partner, um seine Erregung
zu spüren. Drücken Sie Ihre Erregung aus: winden Sie sich, stoßen,
stöhnen, schreien Sie. Vertrauen Sie Ihrem Partner, und lassen Sie
sich wirklich gehen.

WENN SIE DEN PARTNER BEOBACHTEN

Verzichten Sie auf diese Übung, wenn die Gefahr besteht, dass Sie lachen oder Ihren Partner beurteilen oder (selbst insgeheim) kritisieren. Versichern Sie ihm im Voraus, dass Sie ihm liebevoll zuschauen werden. Da es bei dieser Übung hauptsächlich darum geht, sich in einer Atmosphäre des Vertrauens sexuell auszudrücken, darf Ihre Erregung nicht die Regie übernehmen. Beobachten Sie einfach, welchen Körperteilen Ihr Partner die größte Aufmerksamkeit widmet und welches Tempo, welchen Druck und welche Berührungen er bevorzugt.

VOYEUR UND EXHIBITIONIST

Wenn Sie bereits daran gewöhnt sind, einander zuzuschauen, und sich dabei wohlfühlen, können Sie aus dieser Übung ein Rollenspiel machen. Einer von Ihnen spielt den Voyeur, der andere den Exhibitionisten. Als Exhibitionist reizen Sie Ihren Partner, indem Sie sich stimulieren und streicheln, ihm aber verbieten, Sie anzufassen. Sie können ein sexy Kostüm anziehen oder ganz nackt sein. Ihr voyeuristischer Partner muss dagegen angezogen bleiben und darf weder sich noch Sie berühren.

Hochgenuss am Nachmittag

Das Großartige an der sinnlichen Selbstmassage ist, dass man sie jederzeit genießen kann – Sie brauchen nur sich selbst, eine Hand und ein wenig Fantasie! Nehmen Sie sich Zeit. Legen Sie sich irgendwo hin, wo niemand Sie stört. Schließen Sie die Augen, und entspannen Sie das Gesicht: Augen, Wangen, Mund und vor allem die Kiefer. Tasten Sie Ihren Körper mental nach Verspannungen ab. Wenn Sie eine spüren, atmen Sie ein und visualisieren, wie der Atem in diese Stelle fließt. Dann atmen Sie die Verspannung aus.

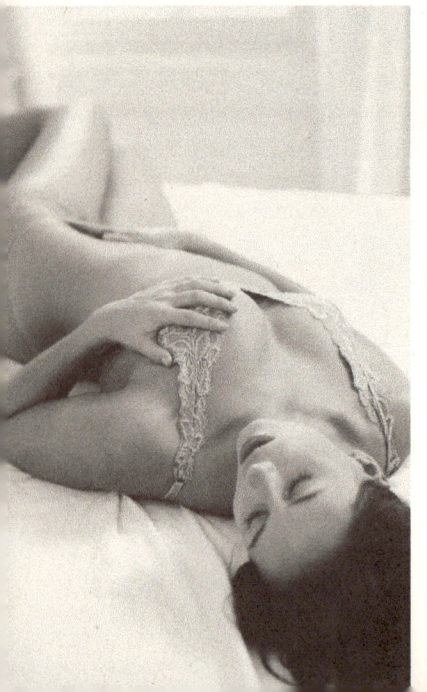 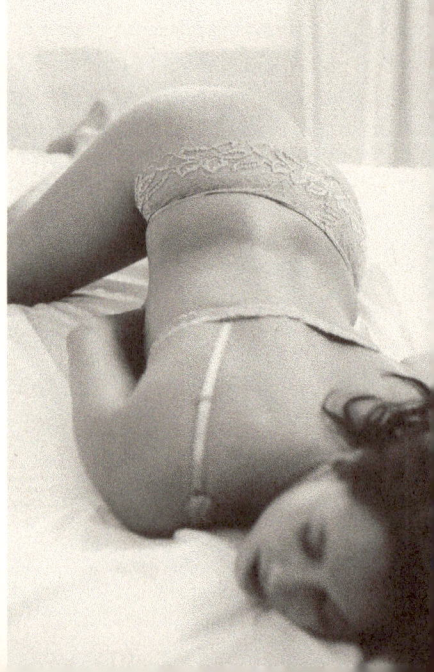

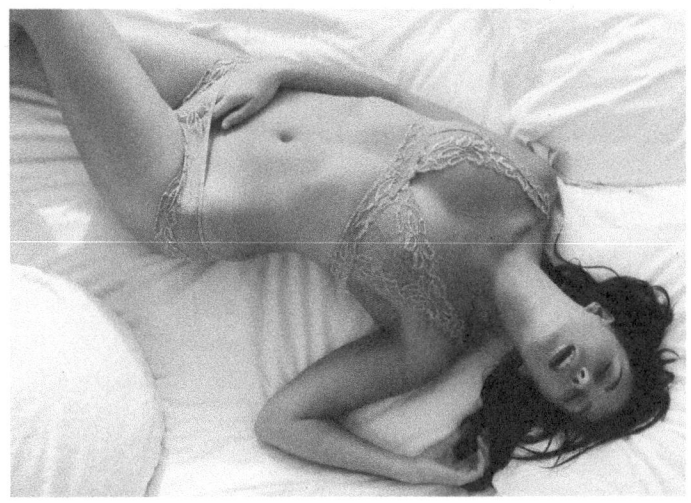

Sobald der ganze Körper entspannt und erwartungsvoll ist, streicheln Sie ihn – wenn Sie wollen, auch durch die Kleidung. Es muss keine richtige Massage sein; einfaches Streicheln genügt. Ändern Sie an verschiedenen Körperteilen intuitiv den Druck der Hände. Sie werden feststellen, dass Sie manche Stellen nur leicht mit den Fingerspitzen berühren, andere hingegen kräftig mit den Handflächen drücken wollen.

Während Sie in den körperlichen Empfindungen schwelgen, konzentrieren Sie sich nun auf die Genitalien und die erotische Energie in ihnen. Legen Sie die Hände auf die Genitalien, und visualisieren Sie, wie Sie mit jedem Atemzug erotische Energie in den Körper strömen lassen. Diese rote Energie breitet sich allmählich im ganzen Körper aus. Genießen Sie dieses sinnliche Erlebnis, solange Sie wollen.

Empfohlene Lektüre

Anand, Margot: Tantra oder Die Kunst der sexuellen Ekstase

Baumanns, Christine: Massagen für Liebende

Bodansky, Steve und Vera: Orgasmus XXL

Davis, Patricia: Aromatherapie von A–Z

Govinda, Kalashatra: Tantra Massage

Hooper, Anne: Sex – Alles was Sie wissen wollen

Friday, Nancy: Befreiung zur Lust

Hanauer, Jaiya und Jon: Fass mich an!

Kerner, Ian: Mehr Lust für sie

Kerner, Ian: Mehr Lust für ihn

Marie-France Muller: Die Kunst der fernöstlichen
Gesichts-Massage

Paget, Lou: Die perfekte Leidenschaft

Register

Unsere Leseempfehlung

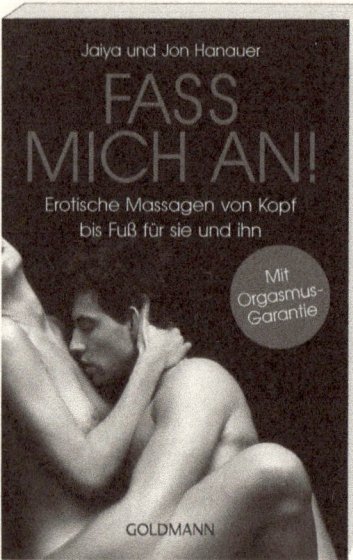

288 Seiten
Auch als E-Book
erhältlich

Hände können wahre Wunder vollbringen, wenn man sie zu benutzen weiß. Virtuos eingesetzt, können sie den Sex von durchschnittlich zu glühend heiß verwandeln. Dabei gibt es hundert erotische Möglichkeiten, den Partner zu berühren. Jaiya und Jon Hanauer erklären offen und leicht verständlich sämtliche manuellen Techniken, um einander im Bett unvergessliche Höhenflüge zu bescheren. Praktische Übungen und anschauliche Illustrationen machen die richtige Hand-Technik (be)greifbar.